黒柳洋弥

外科医の矜持《きょうじ》

腹腔鏡手術に魅せられた36年

ゆみる出版

外科医の矜持■目次

装幀　橘川幹子

プロローグ　外科医の道へ

私の一日は朝七時半からの病棟回診で始まります。回診というと、テレビドラマ「白い巨塔」に出てくるような、たくさんの医局員を従えた仰々しい教授回診を思い浮かべる方も多いと思いますが、それとは程遠いもの。患者さんへの朝の挨拶回り、と言ったほうがいいかもしれません。私はこの時間をとても大切にしています。朝早くから付き合わされる若いスタッフは迷惑しているかもしれませんが、みんなで一緒に患者さんの顔を見る。これがないと一日が始まりません。

朝の患者さんの様子を知ることはとても有意義です。手術前の人の場合なら、緊張しすぎていないか、手術に対して前向きになれているかを、ちょっとした会話から読み取ることができます。

術後の患者さんの場合、顔色は大丈夫か（顔色は重要な情報です）、呼吸は深くできているか、痛みはどの程度か、むかつきはないかなど、やはり聞くことも多くなります。そして術後の患者さんにとって最も重要なこと、頑張って歩きましょう！を伝えます。患者さんからは、「えっ！　こんな痛くても歩くんですか」とげんなりした顔で聞き返されることがほとんど。でも、信じてください、痛みをこらえて歩いた後は、今よりずっと気分が良くなりますから！と励ますことも大事です。

がんが再発して痛みを抱えている患者さんもおられます。夜眠れましたか、食事は摂れていますか、痛みを我慢していませんかなど、会話を通して訴えを引き出します。そうやって入院患者さんの情報を集めて、これから始まる一日に備えるのです。そう、私の職業は外科医、正確に言うと消化器外科医です。

消化器とは食べたものを分解して体に吸収するための器官で、人間の最大の欲求の一つ、食べるという行為に欠くことができません。口から食道、胃、小腸、大腸、肛門に至る食べ物が流れていく通り道（消化管）と、肝臓、膵臓、胆道という消化を助けるための臓器とを合わせて消化器と呼びます。

消化器の病気には、胆石や虫垂炎（いわゆる盲腸）などの良性のものから、胃がん、大腸がんなどの悪性腫瘍までさまざまありますが、多くの病気は〝取り除く〟ことで治せます。これを行うのが私たち消化器外科医です。

そして現在の私は、主に大腸がんの手術をする大腸外科医です。その手術のほとんどを腹腔鏡というカメラを用いて行っていますので、腹腔鏡大腸外科医と言ってもいいかもしれません。腹腔鏡手術では、四センチ程度のキズでがんを取り出せるので、患者さんの痛みが少ないのがよいところ。私が外科医になった頃にはそんな道具もなく、手術はすべてお腹を大きく切って開けて行っていました。いわゆる開腹手術です。

外科医になって三六年。この本では、私がどのようにして現在の腹腔鏡大腸外科医になったかを振り返りつつ、今私が思うことをお伝えしたいと思います。

子ども時代

ボール紙で作った注射器を持って嬉しそうにしている子どもの頃の写真を見ると、私は物心ついたときには医者になりたかったようです。ところが高校生になって、将来何になりたいかと考えたときにまず思いついたのが、〝宇宙物理学者〟という漠然としたものでした。当時の私は、宇宙はビッグバンから始まったとか、ブラックホールという得体の知れないものが宇宙にはあるといった壮大な世界に心躍らせていて、未知なる世界を探求する職業は楽しそうだなあ、と単純に考えていました。

高校三年生の夏休み前まではそんなふうだったのですが、実際に〝宇宙物理学者〟にすごくなりたかったわけではなかったし、よくよく考えれば生活するのも大変そうだし……、であっさりと方針変更。今にして思えば、両親は医者だから医学部に入ったら喜ぶかなといった、いい加減な理由もあり、結局、医学部に入ることを決めました。

父は外科医、母が病理医（私が生まれた頃にはすでに引退していましたが）の家庭で私は育ちました。父はとても多忙で、子どもの頃は、寝る前に帰ってくることはほとんどありませんでした。年に一度の夏休みの家族旅行の途中、父のポケットベルが鳴って急に帰らなくてはならなくなったことが、悲しい記憶として今も残っています。

一方、患者さんから感謝の言葉をかけられている父を見て誇らしく思っていたのも事実です。〝こんな仕事イヤだな〟という気持ちと、〝外科医の父はすごいな〟という両方の想いを、子どもの頃の私は抱えていました。そして、子どもならみんな通るであろう反抗期に、〝親父と同じ仕事なんて嫌だ〟という理由だけで「医者にはならないぞ」と思い、宇宙物理学者を夢見る高校生になっていたのだと思います。しかし、結局は紆余曲折を経て、たいした曲道ではありませんでしたが、一九八一年四月、私は京都大学医学部に入学しました。

医学生時代

当時の京都は、駅も今とは比べ物にならないくらい質素なもので、街全体もしっとり落ち着いていました。哲学の道なんて今ではお店の立ち並ぶ観光スポットになっていますが、西田幾太郎教授が思索にふけりながら歩いたことを実感できる、本当に静かなところでした。余談になりますが、初夏には自生の蛍が飛び交います。

そんな街で大学生活が始まりました。医学部といっても、最初の二年間は教養部に通います。医学とは関係のない授業で、文字通り〝教養〟を身に着けるためのもの。当時の京都大学は本当におおらかで、出席はとらない、試験も緩い。ある試験では、「カレーの作り方」をかけば通るという噂もありました。私にはその勇気はありませんでしたが。

大学生は皆（少なくとも私の周りでは）、麻雀とパチンコの洗礼を受けます。私もご多分に漏れず。この二つの趣味から学んだことは一つだけ、それは「物事には流れがあり、それに逆らうことはできない。流れを読むことが大切」ということ。やめどき、降りどきを間違えて、何度も痛い目に遭って覚えたことでした。現在、この教えは手術中に役に立って……はいませんが、人生訓にはなっているかな⁉

三年目から医学についての勉強が始まり、授業の多くは医学部キャンパスで受けるのですが、そのときの一番の問題は、いきつけの雀荘が医学部裏門の真ん前にあったこと。授業に出ようと思って大学に行くと、メンツを探している同級生に出会い、仕方ないなあと言いながら雀荘に入るという悪循環に悩まされながらも、私は、おそらく生まれて初めて、面白い！と思える英語の教科書に出会いました。それはウッドバーン（Woodburne）という人が書いた解剖学の教科書。解剖学というのは、人の体の構造を詳しく知ることが基本の学問です。

ウッドバーンの教科書で最初に覚えた解剖用語は、〝Sternocleidomastoid muscle〟という首の筋肉の名前でした。首をひねると浮き上がる、あごと胸骨をつなぐ筋肉です。〝ステルノクライドマストイド・マッスル〟という響きが面白くて、〝胸鎖乳突筋〟という日本名よりも、すっと頭の中に入ってきたものです。

医学で扱う解剖には正常解剖、病理解剖、法医解剖がありますが、医学生がまず習うのは人体の正常な構造を調べる正常解剖で、人の体の中に骨、筋肉、血管、神経、内臓などがどのように配置されているかを勉強します。六人一組で行う解剖実習では、教科書で解説されている内容を、実際に人体（ご献体）をメスやハサミで切らせていただいて確認します。

ホルマリンの臭いに最初はやられますが、臭いに慣れてくると、ちょうど地図を見ながら街を歩いているように、あっ、ここにはこんなものがあるんだ、ここの道はあんな所につながっているんだと新たな発見の連続で、語弊はあるかもしれませんが、とても楽しい実習でした。

何年も前に書かれた外国の教科書に出てくる説明と同じように、現在の日本人の体も作られているということが、当たり前と言えば当たり前ですが新鮮な驚きでした。人種や顔は違っても、体の中はほとんど同じにできているんですね（外科医になってから、実は多くの多様性〈Variation〉があることを知るのですが）。

また、脳から出てきた神経が首の横を通り胸の中まで降りてきて、変なところでくるっと反転して首に戻ってきて声帯の動きを司る（反回神経といいます）、といった不思議なことが人の体の中で起こっていることも魅力的でした。もっと近いところを通ればいいのに……およそ四十億年前に誕生したといわれる単細胞生物から、人類が形づくられていく過程では、こんな不思議な現象が必要だったのでしょう。解剖学にはそんなロマンを感じることができます。

〝目に見える解剖〟は僕にとってとても面白かったのですが、脳のどのあたりがどんな働きをして、さらにはどのような路（伝導路）を通って信号がやりとりされるのかといった、いわゆる神経解剖には残念ながら全く心が動かされませんでした。今思うと、この領域も未知の部分が多くてとても面白そうですが、当時の私には、はっきり言ってチンプンカンプンでした。ここで早くも脳神経外科医への道は閉ざされたのです。

以降の勉強、たとえば薬理学、生理学、免疫学などは、ただ試験にパスすることだけが目標でした。後にノーベル賞を受賞される本庶佑教授が授業をしておられたはずですが、残念ながら一度も聴講したことはありませんでした。今振り返ると、私の学生時代はこうした反省ばかりで、本当にもったいないことをしたと思います。京都大学で基礎研究をしてノーベル賞を取る、という道も……これは最初からなかったですね。

医学部五年から六年ではポリクリという臨床実習があるのですが、ここで初めて患者さんに接することになります。が、恥ずかしながら思い出すことができるのは、神経内科の病棟が木造でぼろかったこととか、怖くて有名な眼科の先生のポリクリでは、いかに目につかない位置取りをするかとか、くだらないことばかり。本当に不真面目な学生でした。ただ、夏休みを利用して同級生の友達三人と、高山日赤病院へ学生実習に行ったときのことはよく覚えています。

交通事故で肝臓破裂の患者さんが運ばれてきて、その手術を見学したのですが、そのままだと出血死してしまうところを、傷んだ肝臓を取り出すことで無事に出血が止まり、患者さんは回復。命を救うことができる外科医ってカッコいいな（でも怖いな）と思いました。ちなみに、その三人とも消化器外科医になっています。

そうこうしているうちに六年生になると、国家試験の勉強のために学生が集まって勉強会が開催されるようになります。その頃には、同級生の中でもモチベーションが高い人は、生理学教室に入って基礎研究をするとか、心臓血管外科医になるんだと将来をはっきり見据えていたのですが、私を含む三、四割の人間は、何科になるかすら決まっていませんでした。

ここでも私のいい加減さが出ます。すごくなりたい診療科はないし、勉強は苦手だから内科はない。かといって、先にも書きましたが脳外科はないし、ましてや基礎研究はない。

何科になろう？　親父は外科医だったなと思いつつ、学生勧誘のために開かれた外科の説明会を聞きに行くことになりました。

私のような同級生も多く、その説明会は大勢の学生で賑わっていました。そこで私は、「僕は左利きなんですが、外科医になるのに困りませんか？」という質問をしました。左利きの人ならわかると思うのですが、ハサミは右利き用に作られていますし（左手で使うと指が痛くなります）、たぶん手術器具もそうなんじゃないかな？と少し心配していたのです。

答えてくれた先生の言葉は、〝手術は左手を使うことが大事だから、困るどころかよいと思う。左利きは外科医に向いているよ〟。その言葉に後押しされ、さらに〝みんなが行くから何となく〟外科に行くことに決めました。今は外科医不足が深刻ですが、当時、私の同級生の一割以上が外科に入局し、多数派でした。そこには「親父が喜ぶかな」という気持ちもあったと思います。

I　外科医人生のスタート

京大病院での一年

京都大学医学部付属病院、略して京大病院で医師一年目は始まりました。医者になって初めての仕事は採血と点滴作り。早朝から担当患者さんの採血をして回って、日中は手術に第二、第三助手として入り、夕方は翌日分の点滴を作る。夕食は先輩におごってもらって……という毎日でした。現在で言えば、ほとんど看護師さんの仕事。また手術助手といっても、上の先生の邪魔にならないように立っているという、およそ外科医とは言えないようなものでした。ただ、手術助手に入るためには「清潔」にならないといけません。手を洗って細菌を落とし、滅菌してある手術用ガウンを着せてもらい、滅菌手袋をつける。この清潔になる、というのが外科医っぽくて、助手に入れると嬉しかったものです。

採血といえば忘れられない思い出があります。当時、京大病院の外科病棟には、肝硬変から肝臓がんを患った人が多く入院していました。私が担当した患者さんも肝硬変の方で、長い闘病生活で血液を採取するための血管が傷んでしまっていて、一年目の私にとって、その方の採血はとても難しいものでした。

その日は何度やっても血が採れず、さすがに「すみません。上の先生を呼んできます」と、すごすごベッドを離れようとした私に、「何言うてんの。ちゃんと取れるまでやりなさい」と、その患者さんはもう片方の腕を差し出してくれたのです。怒られても仕方がないのに励ましてくれたのです。そのときの嬉しさと申し訳なさの入り混じった気持ちは、いまだに忘れられません。医者は技術がないと患者さんに迷惑をかけてしまうという当たり前のことと、患者さんと関わりあうことの喜びとを教えてもらったように思います。

その患者さんは京都の北にある鞍馬に住んでおられたので、有名な火祭りのお話などを聞かせてくれました。今でも十月二十二日に火祭りの様子がニュースで流れると、そのときのことを思い出します。そんなこんなで、京大病院での一年間はあっという間に過ぎていきました。

〝良い医者のフリ〟

ある日の飲み会で、当時外科講師で、後に京都大学第二外科教授になる山岡義生先生から、その後の私の外科医人生のモットーとなる金言を教えてもらいます。それは「黒柳、お前なあ。別に立派な外科医とか立派な人間とかになる必要なんかないんや。良い医者のフリをしたらええんや」という言葉。それを聞いたとき、私の正直な感想は〝変なこと言うおっちゃんやな〟。でも妙に耳に残っていて、今でもそのときの飲み屋さんの風景とか、山岡先生の表情とかを克明に覚えています。

もちろん立派な人間、立派な外科医になれればそれが一番よいのでしょうが、凡人にとってそれはとてもハードルが高いこと。一方、良い医者とは何か?と考えたとき、極論を言うと、〝診療する患者さんにとってだけ良い医者〟であれば、それで十分。常日頃から良い人間である必要はなく、患者さんと接するときだけ良い医者のフリができれば、その患者さんにとっては良い医者になれるのです。なんかちょっと違うんじゃない?と思われるかもしれませんが、患者さんの前だけだとしても、〝常に〟良く振る舞うのは実際にはそれほど簡単ではありません。眠かったり、お腹が空いていたり、イライラしてしまいそうなときもあります。でも、本来的に立派になるよりはずっと簡単です。もちろん手術は〝上手いフリ〟はできませんが、でも手術の修練も、まずは上手い人の真似から入りますから、本質は似ているのかもしれません。とにかく、私はその言葉を胸に良い医者のフリを始めました。

若い頃は、「良い医者のフリしなきゃ」と自分に言い聞かせないといけないシチュエーションにも遭遇しましたが、歳を重ねると、そんなことを思わなくても、患者さんの前では自然に〝良い人〟になれるようになりました。外来で初めてお会いする患者さんには、椅子から立ち上がって挨拶する習慣もその頃から続いています。患者さんから「立ち上がって挨拶してくれる医者にあったのは初めてだ」と、お褒めの言葉をいただいたこともありますが、そうしないと偉そうにしているように思えて居心地が悪いのです。

面白いもので、フリも続けると板についてくるのですね。それからは今日に至るまで、山岡先生の言葉をモットーにやってきました。間違いはなかったと思います。今では送別会などで、若い医師に送る言葉として話すときもあります。みんな当時の私と同じくキョトンとした顔をしますが。

京大病院での一年が終わる頃、三月のある日、医局に張り紙が出され、そこには私を含む同級生たちの赴任先が書かれていました。「黒柳洋弥：国立京都病院」。〝国立京都病院てどこや？知らんなあ〟と思いつつも、期待に胸を膨らませながら外科医としての本当のスタートが切られたのです。

国立京都病院

国立京都病院は伏見区にあります。忠臣蔵で有名な大石内蔵助が討ち入り前に山科に住んでいたとき、敵の目を欺くために伏見の遊郭に通い詰めた通り道、大岩街道沿いに立っています。

当時は、外来や病棟の詰め所にも灰皿が置いてある！というような時代でした。私より上のレジデント（外科研修医）は三学年上に二人いるだけで、久しぶりの新人という立場。国立京都病院は良い意味でも悪い意味でも放任主義でした。明日の乳がん手術のために、今日、乳腺外科の本を読んで覚え、翌日即実践！　今の時代からは想像もつかないでしょうが、そんな感じで手術を覚えていきました。もちろん今は、もっとシステマティックな教育体制で、レジデントは指導医のもと手術を覚えていきます。

当然ながら、今のほうが患者さんにとって安全で正しいのは言うまでもないのですが、一つだけ当時のほうがよかったかも、と思うことがあります。それは、患者さんへの責任感を早く持てるようになること。自分で患者さんに手術の説明をして、手術をし、術後を診る。その過程で自然と責任感が身につきます。結果をすべて受けとめる、良いことも悪いことも。それを二年目から経験できたことは、自分にとってはよかったと思います。もちろん、上の先生たちが後ろで支えていてくれましたが。

患者さんへの責任感を持つことで初めて、外科医になったなあと実感できたように思います。自分の持つメスの重さを理解したともいえるでしょう。当時のおおらかな環境のおかげで、私は早い段階でこの体験ができました。

今だとどうしても指導医への依存が大きいので、若い人が責任感を持つチャンスが少ないのですが、この「メスの重さを感じる」ことは、外科医の成長と喜びにつながります。私は今の若い人にも、できるだけ早く責任感を持ってもらえるような環境をつくりたい、そのような指導をしたいと思っています。

最初の吻合

消化器外科の手術は、医長の小泉欣也先生が担当されていました。小泉先生は私の最初の師匠です。手術が上手なことで有名でした。消化器外科手術の基本はすべて教えてもらいました。ちなみに小泉先生も左利きです。

国立京都病院に来て一カ月くらい経ったある日、小腸を切除してつなぐという手術に入ったとき、小泉先生から「黒柳、ちょっと縫ってみるか?」と言われ、小腸‐小腸吻合をやらせてもらえることになりました。今では多くの吻合が器械を用いて行われますが、当時はほとんどが手縫いでした。

初めての消化管吻合。吻合方法はLayer to Layer(層々吻合)という、当時としては最新のやり方。おそるおそる、粘膜は連続縫合で、漿膜筋層は結節縫合で。すごく時間がかかりました。その間、小泉先生はほとんど黙って助手をしてくれていました。

やっと縫い終わった後、小泉先生が両手で小腸を持って風船を膨らませるようにして、僕の縫ったつなぎ目に軽く圧をかけました。〝ぷしゅー〟という、つなぎ目から空気が漏れる音。私の初吻合は大失敗でした。結局、小泉先生がスイスイと縫い直して手術は終了。そのときの悔しい気持ちと、黙って縫わせてくれた小泉先生に対する感謝の気持ちは、ぷしゅーという情けない音とともに、つい昨日の出来事のように今も胸に刻まれています。

手術手技はまず真似ることで覚えます。最初は見ることから、いわゆる見様見真似。でもただ見ているだけではできるようになりません。やはり自分でやることも必要です。そして自分でやってみると、おそらく最初は失敗します。私の初吻合のように。ただ、一度失敗を経験すると、次に手術を見るときには、「どうすればうまくいくのだろう?」と、より〝具体的に〟見ることができるようになります。

ぼんやりと〝手術をしている風景〟を見る、という見方から、左手はここを持って、右手のハサミはこの角度で、剥離する場所はここ、というように手術手技を具体的に見るようになるのです。助手をしているときも、術者の気持ちになって助手をすることができるようになります。見て、やって、そしてまた見る。これを繰り返すことで手術は上達していきます。

国立京都病院で小泉先生から、まず〝やる〟機会を与えてもらえたのは本当にありがたい経験でした。

エルステ・マーゲンとビルロート（Billroth）

私の世代の外科医にとって、胃切除の執刀は一つのマイルストーンです。当時、胃がんは日本人が罹患するがんの一位でしたし、胃潰瘍、十二指腸潰瘍といった、今では薬で治すことができる病気でも、まだまだ手術が必要なことも多く、〝胃を切除してつなぐ〟という手術は消化器外科手術の花形でした。

一年目は助手に入るだけでしたが、二年目になってすぐ、十二指腸潰瘍穿孔の緊急手術を執刀するチャンスを得ました。〝ここ掘れワンワン〟方式で手術は進み、いわゆるエルステ・マーゲン（ドイツ語で「初めての胃手術」という意味）は終了。手術ができたことは嬉しかったのですが、その後、順調にお元気になってもらえるかどうか、本当に気が気ではありませんでした。

切ってつなぐと、そこがちゃんと治ってくれるかどうか、すなわち縫合不全が起こらないかが問題になります。消化器外科医がもっとも忌み嫌う言葉である縫合不全。これが起こると、消化液がお腹の中に漏れ出て腹膜炎を起こし、再手術が必要になる場合もあるし、最悪の場合は死に至ってしまいます。患者さんにとってももちろん大変つらい出来事ですが、外科医にとっても自分の手術を否定されたような、それどころか、外科医としての自分の存在価値自体を否定されたような気持になる、とても辛いもの。それが縫合不全です。つなぎ目は一週間漏れなければ大丈夫。術後一週間目で造影剤を飲んでもらい、胃から十二指腸に漏れることなくスーッと流れて行くのを見たときは嬉しかったなあ。自分で縫ったところがちゃんと働いている。これこそが外科医の醍醐味だ！　こうして私のエルステ・マーゲンは無事に終了しました。

そうなんです。よく〝手術は無事に終了しました〟と、術後すぐに患者さんやご家族に説明しますが、本当に無事に終了するのは、患者さんが元気に退院する日なのです。手術で切った貼ったされた内臓が、ちゃんと治って働きを取り戻してはじめて、その手術は成功！と言えるのです。

歴史上初めて、胃や腸をとって繋ぎ合わせることをした外科医はすごいと思います。よくそれでうまくいくと思ったなあ、と。その外科医はウィーン大学のテオドール・ビルロート（Theodor Billroth）。一八八一年に世界初の胃切除を行いました。動物実験を重ねて、これはいける！という見込みがあったのでしょうけれど、それを実際に人でやるには、きっともものすごく勇気が必要だったことと思われます。さらにすごいのは、その患者さんが無事に退院できたこと。彼の名前は、胃切除後の再建方法として今も残っています。

そういった先達の勇気と、おそらくは多くの患者さんの尊い命の上に、今の外科学は成り立っています。

我縫合す、神、治し給う

切った胃や腸をつなぐと、つなぎ目には創傷治癒という働きが起こって、文字通り水も漏れない吻合が出来上がります。どのような細胞が来て、どんな物質が出てといった現象はかなり解明されていますが、そもそも何故、創傷治癒が起こるのか？といった根本的なことは、はっきりとは解明されていないと思います。いわゆる神業です。

手術を行うのは外科医、その後キズを治すのは患者さんの体に宿る神様。私のその思いは変わることなく、エルステ・マーゲンから今に至ります。

手術前の説明で、「手術は私が頑張りますから、あとは神様がキズをちゃんと治してくれるように、よくお祈りしておいてください」と私は必ず言うのですが、患者さんは私が冗談を言っていると思って笑います。でも本当は大真面目です。

いつのことかは忘れてしまいましたが何かのメディアで、一六世紀のフランス人外科医アンブロワーズ・パレの「我縫合す、神、治し給う（Je le pansai, Dieu le guérit.）」という言葉を知って、ああ、そうだよね、とすごく腑に落ちたのを覚えています。

外科医にできることは〝人事を尽くして天命を待つ〟です。人事を尽くして、すなわち手術を一生懸命に行い、天命を待つ、すなわち順調にいくことを祈る。英語では、Do your best and let God do the rest. と言って、何となく格好よくなります。なんだよ、結局神頼みかよと言われてしまうかもしれませんが、その通りです。私はゲンを担ぎます。生まれて初めて公表しますが、手術の日は黒いパンツをはきます。そうじゃないと上手くいかないような気がするからです。

また、医者になって四年目に、初めて執刀した膵頭十二指腸切除術も忘れられません。その患者さんは総胆管結石という診断だったのですが、手術中に石と思われていたものが、実はがんということが判明。私は一五年先輩の指導の下、最初執刀をしていましたが、がんと分かった以上、当然、先輩が執刀を取って代わるものと思いました。そのくらい膵頭十二指腸切除術は高難度の手術です。

ところがその先輩は、「やったらいいよ」と私に執刀を続けさせてくれました。びっくりしましたが、こうなったらやるしかない！　膵頭十二指腸切除術は、小泉先生が執刀されるときに助手で入ったり、後ろから見たりして手順は分かっていました。

膵臓と十二指腸は一つのセットとしてくっついています。十二指腸は胃と小腸の間にあって、肝臓からの胆汁が流れる胆管と膵臓からの消化液が流れる膵管とが、一つの管となり十二指腸に合流するという、とても複雑な構造をしています。それを切除し、食べ物と胆汁と膵液が流れるように組み立てないといけません。見るのとやるのとでは大違いでしたが、先輩に導かれながら何とか無事に手術は終了。

お腹を閉じ終わってホッと一息つきながら、先輩にお礼かたがた、ＰＤ（膵頭十二指腸切除術の略称）になると分かったとき、どうして代わらなかったのですか？と尋ねました。すると、「まあ何とかなるんちゃうかと思ってた」という何ともおおらかな返事。ああ、そうか！　先輩に、「こいつなら何とかなるんちゃうか」と思わすことが大事なんや。それプラス、私が何をやっても十分リカバリーできるという先輩の自信！　そのときの感謝と尊敬の思いは、エルステＰＤを成し遂げた興奮とともに今も忘れられません。

その頃には、私より若い二人の先生が研修していたので、自分もそう思える後輩であるならばやらせてあげよう。でもその前に、やらせてあげられるだけの自信をつけなければ、と自分に言い聞かせました。その気持ちは今でも続いています。

外科医はつらいよ

こうやって書いていると、楽しいばかりの外科医生活に思われるかもしれませんが、そんなことはありません。実際、思い出されることは辛い記憶ばかり。特に術後合併症での苦労は語り尽くせません。

胃全摘術後に縦郭炎を発症してしまい、泊まり込みで患者さんを診ていたら自分が心房細動という不整脈になってしまって、ＩＣＵで先輩医師に点滴してもらったこともありました。

「これ（薬）入れると、心房細動が止まったときに血栓が飛んで脳梗塞になるかもしれん。そうなったらゴメンな」などと脅されて、ちょっとそれは困るなあと思いながらベッドで横になる私。幸い事なきを得ましたが、ホント、いろいろなことがあったなあ。失敗から学ぶ、と言いましたが、手術の場合、失敗せずに学びたいのが本音です。でも人間のやることですから、必ずうまくいくわけではありません。

うまくいかないとき、とても辛いことですが、外科医はその原因を先ずは自分に求めないといけません。これを自然にできる人は少ないと思います。誰だって自分を守りたいですから。なので、意識してそう思うようにする必要があると思います。一種のトレーニングです。少なくとも私はそうしてきました。

手術がうまくいかないときには、道具のせいにしたり、助手のせいにしたり、つい自分以外のせいにしてしまいがちです。だけどそれは間違いで、「自分の何かが悪い」と思わないといけません。術後経過が思わしくないとき、患者さんの体のせいにしたくなることもありますが、そう思うのではなく、手術中の何かが悪かった、こうすべきだった、もっと良い術後管理があったのではないか？そうやって自らに原因を求めないといけません。強い言葉になってしまいますが、手術の失敗を他人のせいにする人で手術が上手な外科医はいない、と断言できます。

これがスポーツだったら楽しい作業でしょう。最初はうまくいかなかったことが、工夫することで次はうまくできるようになる。スポーツをしているときには自然とそういう考え方ができると思います。でも外科医の場合は、うまくいかなかったら、そこには辛い思いをする患者さんが存在するので、その原因を自分に求めることはとても辛い作業になってしまいます。

それでも私が三五年以上も外科医を続けてこられたのは、その辛さを超える喜びがあったからだと思います。喜びとは？　一番は、元気になって退院するときの患者さんの嬉しそうな顔を見ることです。手術前の患者さんはとても不安です。たまに悠然と手術を迎える人もいますが、多くの人は病気そのものと、手術を受けるという二つの心配で深刻な重い空気をまとっています。

そんな患者さんが、手術をすると、翌日は痛くてとても辛そうなのですが、一日一日と回復していきます。笑顔が増え、退院が決まる頃には、手術前はあんなに不安そうだったのに、患者さんの周りはとても穏やかな空気に包まれていきます。私はこの過程を診るのが大好きです。これがあるからこそ、外科医を続けてこられたのだと思います。

患者さんとの日々の触れ合いを通じて、本来は癒す側の私が癒されるという経験もたくさんしました。夕方の回診で、個室患者さんの部屋を訪れると奥様がおられて、「あらまあ、先生お疲れのご様子。ちょっと休んでこれ食べていって！」と、私の好物の葛切りを御馳走してくれたのです。世間話をしながらそれをいただいたのは、今でも思い出す素敵な時間です。もちろん食べ物だけではありません。

「先生もちゃんと休んでくださいよ」

「お休みなのに診に来ていただいてありがとうございます」

そんな患者さんの何気ない一言にずいぶん癒されたものです。

そして、一番嬉しい言葉。

「おかげさまで元気になりました！」

手術を通じて、病気と闘う患者さんと一緒になって時に辛い思いをするけれども、たくさん喜びも分かち合える。それが外科医です。

腹腔鏡手術

医者になって四年目の一九九〇年に、私にとってだけでなく、その後の外科を変える道具が登場します。それは腹腔鏡というテレビカメラです。

ここで腹腔鏡の歴史について簡単に触れておきます。人が体の中を観察するための道具、すなわち今で言う〝内視鏡〟を初めて開発したのは一八〇六年に遡ります。ボッツーニ

(Bozzini）という人が、ロウソクを光源として膀胱の中を覗いたのが最初です。膀胱に入る細いチューブ型の器具はリヒトライター（Lichtleiter）と名づけられました。

時代が進み、エジソンが電球を発明すると光源は電球になりました。一九一〇年、ヤコビュース（Jacobeus）が人のお腹の中を初めて観察。一九二四年、ゾリコフェル（Zollikofer）がお腹の中に二酸化炭素を入れることで（気腹といいます）、観察をしやすくしました。

一九三三年には、ファーヴァース（Fervers）が腹腔鏡下癒着剥離術を行いました。これは腹腔鏡が治療に用いられた史上初の手術です。ちなみにファーヴァースは最初の頃、酸素で気腹をしていたのですが、あるとき、お腹の中で電気凝固を使ったところ酸素に引火し、お腹の中で軽い爆発が起こってしまいました。幸いその患者さんは一週間程度の安静で回復（！）しましたが、それ以後、彼は酸素気腹に反対するようになりました。

その後も次々と新しい器具や術式が発表されますが、複雑な手技を行うのは不可能でした。それは内視鏡で中を見られるのが一人だけだったからです。この時代は長く続き、私が医者になった頃の胃カメラは、検査する人しか胃の中を見ることができませんでした。いわゆる「覗きの胃カメラ」です。そこにレクチャースコープという付属品を接続すると、もう一人だけ見ることはできましたが、まるで望遠鏡を覗くようなものでしたから、小さな画像でやっと見える、という程度でした。そこに再びエジソン以来の技術革新が起こります。

一九八〇年に入って、コンピューターを用いることで、内視鏡で見えている画像を大きなテレビモニターに映すことができるようになりました。これはとても大きな出来事で、それまでは一人しか見ることができなかった画像を、同時に複数の人が見られるようになりました。そうなると、複数の人が器具を入れて操作する、すなわち手術ができるようになったのです。

一九八一年には腹腔鏡下虫垂切除（いわゆる盲腸の手術）、一九八五年には腹腔鏡下胆嚢摘出術が世界で初めて行われました。日本にも腹腔鏡は瞬く間に広がり、一九九〇年には国立京都病院にも導入され、最初に行われたのは胆嚢摘出術でした。

私は医者になって四年目でしたので、最初の頃は先輩のお手伝いで手術に入っていましたが、開腹手術の上手な人にとって腹腔鏡手術は手枷足枷がついているようなもので、「俺は性に合わないから、黒柳お前がやれ」ということで、なんと腹腔鏡下胆嚢摘出術の担当になってしまいました。

当時のカメラは今とは全然違って、画像がぼんやりとしか見えないといった代物。さらに今では考えられませんが、カメラ業者の人が持ってきた資料を参考にして手術に臨みました。腹腔鏡手術ではお腹にポートという細い管を刺して、そこから長細い道具（鉗子）を入れて剥離操作を行います。鉗子の動きはポートを軸としたテコの動きになり、さらにモニターの画面は2Dですから、鉗子を持って行きたい場所に動かすのさえ一苦労でした。

悪戦苦闘しながらも何とか胆囊は取れて、出来上がりはおへそに一センチ、あとは三か所の五ミリのキズで手術が終了。開腹なら一時間以内で終わる手術が三、四時間かかったと思います。なんでこんなに難しくやらなきゃいけないのかなぁ、お腹を開ければ簡単なのに、と正直思いました。

ところが翌日の患者さんを見てびっくり。スタスタ歩いているではありませんか！「ちょっと痛いですけど」と言いながらも笑顔すら浮かべて。これには驚きました。腹腔鏡って、もしかして、すごい！

一九九〇年代後半から、ＥＢＭ（Evidenced-Based Medicine）という概念が医学界に流行します。簡単に言うと、論拠のある治療をしましょうということです。それに基づくと、腹腔鏡での胆囊摘出術は、まず従来からある開腹胆囊摘出術との比較を行い、優れているかどうかをはっきりさせて（Evidenceをつくって）から、治療法として確立されるということになります。

内科疾患でいろいろな薬がある場合、その優劣を見るときには有効な考え方だと思いますが、正直、外科手術にＥＢＭを導入することには、今でも積極的になれません。理由はいろいろありますが、少なくとも腹腔鏡下胆嚢摘出術にＥＢＭは必要なかったと思います。翌日の患者さんの様子を見れば、それが優れていることは一目瞭然。〝百聞は一見に如かず〟でした。

もちろん新しい技術が導入されるときには慎重を期す必要があり、当時はその点が甘かったという反省はあります。腹腔鏡下胆嚢摘出術でも、開腹手術では起こらないような胆管損傷といった合併症が初期には報告されています。腹腔鏡下前立腺摘出術での事件も大きなニュースになりましたが、このような痛ましい事件が起こったのは、新しい手術に対する慎重さの欠如が原因の一つだと思います。

そういった失敗から生まれたのが、二〇〇四年に開始された日本内視鏡外科学会の技術認定制度というもので、内視鏡手術の安全な普及を目指した活動は今も引き続き行われています。しかしながら、私はそういった失敗は〝新しい技術だったから〟起こったわけではないと思っています。技術が新しくても古くても、外科医がやらなくてはいけないことは「人事を尽くす」ことです。お腹の中の解剖は同じですから、開腹手術でも腹腔鏡手術でもやることは大きく変わりません。

これは私の推測ですが、腹腔鏡の導入初期に起こった失敗は、「まあこの辺でいいだろう」という甘い気持ちが引き起こしたのではないかと思います。「何かいつもと違うけど、まあ大丈夫だろう」、それは悪魔の囁きです。もしも術中にそう感じたときは、大丈夫だと思ってはいけないのです。人事を尽くすとはそういうことで、この気持ちが、起こってしまうかもしれない失敗を防いでくれるのだと思います。

昨今は、こういった一人の責任感に依存する医療安全は不確かなものであり、フェイル・セイフといって、人間は失敗するものということを前提として、それでも大丈夫なように、安全のためのシステムを構築することが求められています。それはそれで大切なことだとは思いますが、やはり手術に関しては、携わる外科医一人ひとりが慎重に、妥協をせずに手術を行うことが最も重要だと思います。

ぬるま湯にいた

話は逸れましたが、その患者さんの翌日の様子は私に衝撃を与えました。望んだわけではありませんでしたが、腹腔鏡下胆嚢摘出術の担当になったのは天啓でした（大げさですね）。

最初は、剥離に用いることができる道具は電気メスしかなかったのですが、超音波凝固切開装置という止血能力の高い器具が登場し、さらに新しいカメラがよりクリアな画面を見せてくれるようになって、手術操作への慣れとともに、腹腔鏡手術は患者さんに優しいだけでなく、外科医にとっても次第に身近なものになっていきました。

九〇年代後半には医者になって一〇年が経ち、私は一般消化器外科医として独り立ちしつつありました。今から思うと本当に生意気なのですが、たいていの手術はできるな、と思っていたかもしれません。肝胆膵外科手術という消化器外科の〝花形〟を担当し、肝切除や膵頭十二指腸切除を開腹手術で行うことに喜びを感じていました。

一方、腹腔鏡下胆嚢摘出術はその頃には一般的になっており、誰もが行うことのできる普通の手術になっていました。自分の手術を突き詰めることに喜びを見出すのではなく、できる手術が増えていくことに満足感を覚えていました。当時の私は〝ぬるま湯〟につかっていた、と言われても返す言葉がありません。

阪神・淡路大震災

一九九五年一月一六日、月曜日。前日の成人の日が日曜日だったために、その日は休日でした。昼過ぎから車で神戸に出かけていた私は、帰りの夕刻、愛車で阪神高速湾岸線を京都に向けて走っていました。そのとき見えた、東の空にぽっかり浮かんだ大きな満月を忘れることができません。正確には翌一七日が満月でしたが、今宵はきれいな満月だと、そのときは能天気に思っていました。そして、一月一七日、早朝五時四六分、当時京都府宇治市に住んでいた私は〝ドーン〟という大きな振動で飛び起きます。

阪神・淡路大震災。京都は震度五でしたが、今まで経験したことのない大きな揺れでした。国立京都病院は、国立病院として医師・看護師・薬剤師チームを被災地支援に向かわせることとなり、私はそのメンバーに指名されました。

出発は一九日。大阪まで電車で行き、そこから先はバス。派遣先は芦屋市でした。道路は大きくうねり、地割れしているところもたくさんありました。建物の多くは倒壊し、特に阪神高速道路湾岸線はバタンと横に倒れてしまっていました。この映像はニュース映像でもよく流れていたので、多くの人の記憶に残っていることと思います。

私は前日の夕方、まさにその道路を走っていたのです。本当に目を疑いました。映画のワンシーンを見ているかのようで信じがたい光景でした。なんとか目的地の芦屋市役所に到着。ここを拠点として私たちは活動したのですが、震災から二日以上経過していると、外傷の初期治療、すなわち切開創の縫合、骨折に対する処置などはすでに行われていて、やれることと言えば、傷の消毒とガーゼ交換くらいしかなく、あとは避難所を回ることくらいでした。

避難所は寒くて、大勢の人が雑魚寝をしており、風邪が流行り始めていました。地元の開業医の先生が、国立京都病院チームを各避難所に案内してくれて、私たちは持参した風邪薬などを被災した方たちに配る、それがメインの仕事でした。避難所の間を移動するときには、横転した阪神高速道路の下を歩いて通らないといけないところもあり、「今大きな余震が来たら死ぬな」と思うことも。それでも避難所の方たちの姿を見ると、こんな大変な目に遭っているのに冷静で落ち着いていて、私たちに礼すら言ってくれる。そんな姿を前にして、私は不思議と恐怖は感じませんでした。

正直、外科医としてのスキルは全く役に立ちません。キズを消毒するくらい誰でもできます。でも避難所にいる人たちの中には、〝医者が来てくれた〟というだけで、ちょっと安心した顔を見せてくれる人もいました。「大丈夫ですか?」と声をかけると、会釈してくれる人も。

「わざわざ京都から来てくれたんですか?」

「途中までは電車で、そこからは車で来ました」

「大変やったでしょ?」

「そんなん、皆さんに比べたら全然大したことありません」

こうした他愛もない会話をした後、「ほんまにご苦労さん」と言われ、全然役に立ってないのにと申し訳なく思ったものです。

夜は芦屋市役所の床で雑魚寝して、時々来る余震の揺れにちょっと不安になる。朝起きてからは避難所回り。わずか三泊の支援活動はあっという間に終了。起こった出来事が大きすぎて、私たちの力などでは全く歯が立たず、疲労と無力感を胸に京都に帰りました。

それでもこの経験は、困っている人を助ける、不安になっている人を安心させる、そのことの大切さを教えてくれたように思います。外科医としてではなく、医師としての原点を胸に刻むことができました。

それにしても、前日の、あの大きな月は忘れられません。今でも満月が空に浮かんでいるのを見ると、少し不安になってしまいます。

留学へ——坂井義治先生との出会い

一九九八年、私の外科医人生にとって、なくてはならない人との出会いがありました。それは坂井義治先生。カナダでの肝移植手術で培われた手術技術を持って、京都大学から国立京都病院に着任された坂井先生は、その手術のみならず、言動一つひとつが私には新鮮でした。もしかしたら自分はぬるま湯にいるのかな、と少し自覚し出していましたが、生来の怠け者だった私は、それでも現状維持に満足していたように思います。そんな私に、坂井先生は良い意味でショックを与えてくれました。ちなみに、小泉先生と同じく坂井先生も左利きです。外科入局説明会での「左利きは外科医に向いているよ」の言葉は本当なのかもしれませんね。

そもそも、京都大学から国立京都病院に赴任した私ですが、通常五年目くらいで京大の大学院に入るというのが、当時お決まりのコースでした。大学院に入って研究して学位をとり、そこからまた別の病院に行く（偉くなる?）というものです。実際、私の同級生は全員ちゃんと大学院に入っています。ところが私の場合、そのコースからはずれていました。

私の住まいは京都の北にあり、病院は南。毎日通勤で京都大学を横目に見ながら、という環境もあったように思います。ま、別に帰らなくてもいいか！　近くを通ってるし（ほんまかいな?）。しかし、本当の理由はもっと別にあったように思います。それは父に関係したものでした。

父は先に述べた通り、外科医でした。それも大学病院で働き、論文を書き、学会で発表し、いつかは大学教授になることを目指すような外科医です。私が小学生の頃、N大学の助教授になって、次にはある大学の教授になるだろうと目されていましたが、それは叶わず。失意の中、国立東名古屋病院に着任。

その頃の東名古屋病院は手術もほとんどなく、大学病院から〝都落ち〟と言える人事でした。それでも父のすごかったところは、そこからコツコツと環境を整え、やがては多くの患者さんの手術を行えるようにしたことです。

N大学を離れた父でしたが、その後も交流はあり、お正月などには、大学の先生が父のもとに挨拶をしに来られていました。その先生はとても愛想のよい先生でしたが、話が長く、我が家では〝ミスター・ロング〟と呼ばれていました。そこで交わされた会話の多くは、今度学会を開催するんだけど、花は何本くらいにして、招待講演で呼んだ先生の食事はどこそこに連れて行ってとか、ある先生をここの病院にやって、代わりにあの病院から彼をここに移してといった、およそ医学とはかけ離れた内容。それも長い時間をかけて。

ある日、ミスター・ロング先生が帰られた後、大学に行くとこんな話ばかりしないといけないの？と父に尋ねたことがあります。「お父さんがいる頃は、こんなんじゃなかったけどなあ」と答えてくれたときの、バツの悪そうな苦笑いは今も覚えています。もちろん、大学病院での仕事はそんなことばかりではなく、臨床、研究、教育と多岐にわたった能力が必要とされる激務だと、今は理解しています。しかしながら、医学部に通う学生にとってそれは、大学ってそんなところなんだとネガティブなイメージを植えつける出来事でした。

そんな〝悪い刷り込み〟がなされた私は、大学に戻って研究し、学位を取ることに強いモチベーションを持てず、先にも書いた通り生来の怠け者ということもあり、大学には帰らず、国立京都病院での〝現状維持〟に満足していました。そんな私を見るに見かねたのだと思いますが、ある日坂井先生から、「先生、留学してみたら？　いや、したほうがいいよ」と言葉をかけられました。

当時の国立病院には、英語の試験さえ通れば、一年から三年間の留学費用を出してくれるという厚生省海外研修制度がありました。ぬるま湯につかっていると自覚していた私にとって、坂井先生の言葉は重く響きました。一念発起して英語の試験を受け、何とかパス。留学には行けるということになりました。

ただ問題はここから。行く先は自分で見つけないといけません、当たり前ですが。せっかく行くのだから研究より臨床がいいな、というか、研究なんかしたことがありませんから臨床一択。坂井先生のアドバイスもあって、腹腔鏡手術をたくさんやっている施設に研修に行きたいと、漠然とした希望を持ちました。

インターネットで調べると、カナダのトロント大学に腹腔鏡手術の研修プログラムがあることが分かり、「ここしかない！」と喜び勇んで、その大学の朝の時間に合わせて夜遅くに国際電話をかけました。「そちらで研修したいのですが。お金は要りません」と片言の英語で伝えました。今思うとあまりに無謀な試みです。電話の相手は優しい人で、ちゃんと話を聞いてくれましたが、返事は「こちらに来ても、見学だけなので一年もいる意味ないよ（おそらくそんな内容）」と、あっさり断わられてしまいました。国際電話でテンション上げまくった後だけに、すごく落ち込みました。どうしよう……。

Ⅱ　ニューヨーク留学

マウントサイナイ病院へ

大阪医科大学の奥田準二先生の名前をどうして知っていたのか、今では定かではないのですが、すでに腹腔鏡手術で有名な先生でした。奥田先生の上司が、私のボスである小泉先生の大学ボート部の後輩だったおかげで、「なら僕から頼んでやるわ」という一声で奥田先生に会いに行くことができました。

本当に藁にもすがりたい一心で、などと言うと大変失礼ですが、当時の私はそんな気持ちでした。奥田先生は大腸外科医で、クリーブランドクリニック（Cleveland Clinic）のジェフリー・ミルソム（Jeffrey Milsom）先生のところに留学して、腹腔鏡大腸手術を学んでおられました。

私がこれこれしかじかで留学先を探しています、と伝えると、すぐに「いいよ。ジェフは（奥田先生はミルソム先生をこう呼びます）とてもいい人やし、何でもウエルカムな人だから、頼んであげるわ」との返答。これで私の留学先は決まりました。ただし、このときの会話の最後のほうで奥田先生が言われた一言が、今でも記憶に鮮明に残っています。

「黒柳君な、離陸するのは簡単やけど一番難しいのは着陸やで」。留学すること自体は難しくはないけれど、そこで得たものを日本に帰ってから形にするのは本当に難しい、という意味で言われたのだと思います。それからの私は、この言葉を大切に持ち続けています。

ミルソム先生は、クリーブランドクリニックからニューヨークのマウントサイナイ病院(Mount Sinai Hospital)に移られていたので、私の留学先はそこに決定しました。当時、私は三七歳。医師になって一二年が経っていました。

留学生活は二〇〇〇年二月から始まりました。ふつう日本からニューヨークへは、JFK空港への直行便で行くのだと思いますが、そのときはデトロイト空港でトランジットして、夜遅くラガーディアという少し小さめの空港に着きました。暗いうえに寒くて、空港近くのホテルで一泊したときの不安な気持ちは忘れられません。でも翌朝は晴れていて、そこからタクシーに乗ってマンハッタンに向かいました。その途中に見えた摩天楼！ テレビで見た景色だ！ あぁ、今からここで留学生活を送るんだと本当に感動しました。

ミルソム先生はマウントサイナイ病院の教授をしており、私は低侵襲外科（Minimally Invasive Surgery）の臨床フェロープログラム（Clinical Fellowship Program）で学ぶことになりました。しかし、アメリカでの医師免許を持っていなかったので、処方もできないし、検査もオーダーできません。ましてや、手術なんてできない〝なんちゃってフェロー〟です。それでも、当時（九・一一テロ事件の前）は外国人にも寛容で、ボスの許可があれば手術に入ることができました。そこで私は一年間、文字通り来る日も来る日も腹腔鏡を持ち続けました。

腹腔鏡手術にはカメラを持つ人が不可欠です（スコピストと呼びます）。若い医者は、カメラを持つだけのスコピストを嫌がります。手術も助手もできませんから。でも私は、カメラを持てば〝なんちゃってフェロー〟でも手術に入ることができたので喜んでやりました。それに、すでに開腹手術の経験があった私にとって、カメラを持って見ているだけでも、手術をしているような気分になることができました。

見ている景色は術者と同じなので、没入すると自分で手術をしているような感覚になります。実はこれが腹腔鏡手術の教育効果で、大きな利点の一つです。

開腹手術ではお腹の臓器を上から見下ろします。一方、腹腔鏡手術では、おへそから入れたカメラで見るので、臓器を真横から見るようなイメージになります。まるでミクロ決死隊のように自分が小さくなってお腹の中に入り、胃とか腸を見ている、そんな感じです。同じ解剖でも、上から見る（開腹手術解剖）のと、横から見る（腹腔鏡解剖）のとでは異なった見え方になるのです。一つの事柄も見方を変えると違って見える。何でも一緒ですね。

開腹手術解剖に慣れていた私にとって、最初のうちは腹腔鏡解剖は見慣れない景色でしたが、一年間スコピストをするうちに、すっかり慣れ親しんだものになりました。それとともに、開腹手術では二〇～三〇センチも大きくお腹を切っていたのですが、一・五～二インチ（四～五センチ）しか切らないことにも慣れてしまいました。

開腹手術では、「Big surgeon, big incision（偉大な外科医は、大きな皮膚切開のもとで手術を行う）」とよく言われます。しかし腹腔鏡手術は、「Good surgeon, small incision（良い外科医は、小さな皮膚切開のもとで手術を行う」のです。腹腔鏡解剖への慣れとこの発想の転換は、私にとってはまさにコペルニクス的転回でした。

〝学びのスイッチ〟が入る

今振り返ると、あのとき留学したことは本当によかったと思います。でも、辛いこともたくさんありました。特に最初の半年間は辛い時間が多かったように思います。

一緒に働く二人のフェローは女性で、気が強くておまけに仲が悪い。気の利いた一言で雰囲気を良くしたいところでしたが、英語は上手く話せない。話せないことは向こうからすると、何を考えているか分からない。もしかしたら頭悪いんじゃないの?ということになってしまいます。

ある手術のお手伝いに入っていたときのことです。キズを閉じるときには上の先生はいなくなり、三年目くらいの若いブロンドの女医さんとキズを閉じることになりました。その先生はまだ持針器を持つ手も不慣れだったので、なんとか手伝ってあげようと思い、私が鈎（組織をよける器具）を持って動かしたところ、パシッと手を叩かれて〝No〟と一言。Sorryとしか言えない私。そのときは情けないというより笑っちゃうよな、という気持ちでしたが……、「ああ、この一年はバカでいよう。バカでいないとダメだ。変なプライドをもつのはやめよう」と、心に固く誓うことができました。

今となってはよい思い出です。何かを学ぶときに、ベースとなる基礎知識は必要ですが、そのときの自分を超えるためには変なプライドは邪魔になります。本当のバカではダメだけど、自分をバカだと思わないと他人から学ぶことはできません。歳をとればとるほど、これは難しくなります。

先ほども書いたように、三十代後半で生意気にも〝たいていの手術はできるな〟と思っていた私にとって、この〝パシッ〟こそ学びのスイッチを入れてもらった音でした。日本にいたら、これはなかなか難しかったと思います。それにしても、アメリカの女医さんは怖かったなぁ……。

Photo documentation

私の仕事はスコピストと、もう一つ重要なことがありました。それは切除標本の写真を撮ることです。ミルソム先生曰く「Photo documentation（写真による記録）」です。

日本では外科医が切除標本の写真を撮ったり、病理検査用にリンパ節を取り出したりするのが一般的ですが、アメリカではそれらは病理医の仕事です。写真を撮るなんて、そんなのは外科医の仕事じゃないよ、と向こうの若い外科医は思っていたのだと思います。日本から来たヤツにやらせておけよ、とは少し卑屈になり過ぎですが、とにかく切除標本の写真を撮り、さらにそれをカラープリンターで印刷して秘書さんに渡すのが私の係。結構デザインを工夫して、お洒落な Photo documentation を作っていました。

ある日、ミルソム先生たちと病棟回診をしているとき、患者さんから「私のとったものはどんなのでした？」と質問されたミルソム先生が、「クロちゃん（彼はこう私を呼びます）、あとで見せてあげて」と。えっ⁉と思いながらも回診が終わった後、自分が作った Photo documentation を持ってその患者さんに説明しに行きました。

たどたどしい英語でしたが、百聞は一見に如かず。画像のインパクトは大きいですね。とても喜んでくれました。アメリカ人の特徴の一つとして、とても大げさということがあると思います。嬉しいときはとても大げさに〝Great!〟とか言ってくれます。この成功体験は私にとっても嬉しくて、それ以降、手術をした患者さんに切除標本の Photo documentation を持って説明に行くというのも、私の係になりました。ほとんどの患者さんは喜んでくれましたし、英会話の勉強にもなりましたから一石二鳥です。

この仕事は、私の後にマウントサイナイ病院に留学に来た永仮邦彦先生が引き継いでくれました。彼はデザインのセンスがとても良いので、私のものよりもっときれいなPhoto documentationを作ってくれたのですが、私のせいでこんな仕事をやることになってしまって申し訳ない気持ちもあります。

マウントサイナイ病院はユダヤ人資本の病院です。病院内では黒い帽子をかぶって、長いひげを伸ばし、黒いコートを着ているHasidic Jewといわれるゴリゴリのユダヤ人もたくさん見かけました。ユダヤ人にはサバス（Sabbath）というものがあって、日本語で言えば安息日、何も行ってはならない日という意味です。

マウントサイナイ病院にはSabbath elevatorというエレベーターがありました。「安息日に仕事をしてはいけない＝ボタンを押すのもいけない」という教えを守るために、全部の階で必ず止まる（！）エレベーターです。乗る人はボタンを押す必要がないので仕事をしなくてよい、ということらしいです。最初に乗ったときは、ボタンを押していないのに何で止まるのだろうと不思議でしたが、それを知ってから、せっかちな私はこのエレベーターには乗りませんでした。そんなことはそこで働いてみないことには分からなかったと思います。

留学後半

いろいろありつつ前半は終了。後半の半年は打って変わってとても楽しいものでした。一緒に働く二人のフェローは入れ替わり、イタリア出身でアメリカで外科医になったアレッサンドロ（Allessandro）（アレちゃんと呼んでいました）と、ユダヤ人でバリバリのエリートのマーチン（Martin）（こちらはマーティー）の男二人になりました。

彼らは陽気で、ここには書けないスラングも教えてくれたり……。Sabbath elevator についても、自分がユダヤ人なのにマーティーはニヤニヤしながら教えてくれました。冗談好きな彼らはまた、とても優秀で、手術の上達スピードがとても速かったのを覚えています。

私がとりあえず経験のある外科医ということも理解してくれて、私が見せている場所を「ここを剥離したらいいんだよね？」などと言ってくれたり、リスペクトを持って接してくれました。

アレちゃんは典型的なよくしゃべる陽気なイタリア人。「俺は、フランス語は聞いて意味が分かるけど、絶対しゃべらない！」などと言っていました（一般的に、イタリア人はフランス人が嫌いらしい）。

ミルソム先生はすごくよい人でしたが、ものすごく働く人でもありました。手術を無理やり詰め込むことが多く、時には大腸全摘という六時間はかかる手術が、夜の八時から始まるなどという日もありました。

手術が終わって帰る方向が一緒だった私とアレちゃんは、夜中の三時くらいのニューヨークの街をとぼとぼ歩いて帰ったものです。その間、アレちゃんはずっと私に愚痴を言い、私が「そうだよね、やってらんないよね」などと相槌を打ちながら……。

懐かしい光景が今も甦ります。何語で話していたか思い出せないほど（もちろん英語ですが）、気持ちの通じ合った友人との記憶です。永仮先生は、最初から彼ら二人と働くことができて本当によかったと思います。その後、アレちゃんもマーティも偉くなって、数年後に日本の学会に招待された際には、私と永仮先生とで一緒に食事会を開いて旧交を温めることができました。

後半の私にはもう一つ仕事がありました。それは大腸の血管解剖についての研究です。大腸の右側（上行結腸から横行結腸）は上腸間膜動脈、左側（下行結腸からS状結腸から直腸）は下腸間膜動脈という動脈で栄養され、そこに入った血液はすべて門脈という静脈で肝臓に集められます。動脈、静脈の分枝形態には様々なバリエーションがあり、それを知ることは大腸の手術を行うときにとても重要です。

今ではダイナミックCTといって、CT検査を行えばそういった血管を3D画像として見ることができるようになりましたが、当時私が行った方法は、解剖の教科書を書いたWoodburneと同様、ご遺体の解剖でした。

ご遺体をいただく方法は二つ。一つは病院で亡くなられた患者さんの病理解剖。取り出された大腸部分をもらい、その中にある血管を調べる。もう一つは、マウントサイナイ病院は医学部も持っていたので、医学生の解剖実習用のご遺体。学生は、大腸の血管解剖などというニッチな領域は勉強しないので、その部分を使わせていただくことができました。

全部で二〇体以上の解剖を行ったと思います。ありがたい話でしたが、私と一緒にこの仕事をしてくれたのはエジプト出身の医学生一人。イーモという名前の彼は明るくてよい奴でしたが、いつもいてくれるわけではなくて、時には一人でご遺体に向き合うこともありました。

夕方の病院。外はマンハッタンの夜景でキラキラ輝いているのに、私は一人で外人（もちろんここでは私が外人ですが）のご遺体のお腹の中をゴソゴソしている。なかなか経験できないことだとは思います。だけど、もう一度やれと言われたら……ちょっと無理ですね。正直、怖かったです。でも、勉強にはなりました。

この解剖をさせていただいたご遺体の中には、大腸全てが1本の動脈で養われているという、とんでもなく珍しい破格（解剖用語で正常ではない形態のこと）を持つ人がいました。もしもその人の大腸手術をするとしたら、普通にやったら大失敗すると思います。こういう解剖を持つ人がいる、そう知ることができただけでも大収穫でした。

この研究は後に山口茂樹先生が論文化してくれました。山口先生は私の前にミルソム先生のところに留学しており、私が留学したときに、引継ぎ含めいろいろお世話をしてくれました。今も同じ大腸外科医として交流が続いています。

シカゴ訪問

自分が生まれた場所を訪れることができたのも、ニューヨーク留学中の忘れられない思い出の一つです。父がシカゴに留学しているときに私は生まれました。一九六二年。キューバでのソ連によるミサイル基地建設をめぐる米ソの激しい対立、いわゆるキューバ危機が勃発した年です。

ケネディ大統領を回顧するテレビ番組で、一九六二年という年号をよく見るのですが、自分がその頃アメリカにいたのかと不思議な気持ちになります。まだ一ドル三六〇円時代の父の留学は、私の留学とは比べものにならないくらい大変だったと思います。父の留学は一九六〇年からの三年間でしたが、私のアメリカ生活は一年足らず。残念ながら写真と少しのエピソードしか、その思い出はありません。

シカゴ美術館の前にライオンの像があり、姉はそれを見るたび「ライオン怖くないよ」と言ったとか、母が私を連れて運転免許を取りに行ったとき、「ベイビーが待っているから早く帰りなさい」といち早く合格にしてくれたとか……。おかげで、日本での母の運転は〝前進あるのみ〟でした。

当時、自分はアメリカで生まれただけで、国籍は日本だと思い込んでいました。ニューヨーク留学の前、アメリカ大使館に日本人としてビザを申請したところ、お前はアメリカ人だからビザは出せない、代わりにパスポートを申請しなさいということになって、慌てて申請したくらいです。今は法律が変わりましたが、当時は二重国籍が認められていたのでそのような事態になったのです。

ニューヨーク留学中の二〇〇〇年一〇月、ちょうどシカゴで学会が開催され、私は自分の生まれ故郷を訪れました。父が留学していたのはマイケルリース・ホスピタル（Michael Reese Hospital）。母はその中のマイヤー・ハウス（Meyer House）という病棟で私を出産しました。その情報だけを持ち、学会に一緒に行っていたアレちゃんと山口先生とともに病院を訪ねました。そのときの日記をそのまま記します。

「朝食をゆっくり食べた後、学会場で行われるAlessandroのレクチャーを聞きに行った。その後、昼食を近くの汚い店で食べて、病院へ行くことに。山口先生も付き合ってくれて、三人で歩いてマコーミックセンターの少し南にある病院に向かった。Prailie Shore

Apartmentもしっかり残っていて、さらにMeyer Houseも閉鎖されてはいたものの残っていてくれた。とても素敵な建物で、三八年前ここで生まれたかと思うと、しばし感動……。本当にアメリカに、シカゴに来てよかった‼　聞くところによると、この病院は財政難で近々閉鎖の予定とのこと。とても残念だが（時の流れには逆らえない）、その前に来ることができてよかった。三八年前はどんなだったろう？　僕を抱いて歩く両親の姿が落ち葉の中に溶けていった……なぁーんてね。」

父の病気

私が留学する前に、父は心筋梗塞を患い入退院を繰り返していました。医者の不養生とよく言われる通り、糖尿病であることに気づいていたか、いなかったのか分かりませんが、自分の体には無頓着だった父は突然、勤務中に心筋梗塞で倒れました。糖尿病性動脈硬化が、知らず知らずのうちに父の心臓の血管を蝕んでいたのです。

国立京都病院で働いていた私はその一報を聞き、父が入院していた名古屋の病院にかけつけました。糖尿病というのは怖い病気で、全身の動脈硬化を進める一方で、神経の働きも侵していきます。そのため心筋梗塞は普通、胸がすごく痛くなって発症するのですが、父は痛みもなく、突如心臓の動きが悪くなって倒れたとのことでした。

倒れた場所が病院だったので、迅速な処置をしてもらえて幸い一命をとりとめることができたのです。でも、それ以後は心臓の働きが悪くなり、時々入院したりしていました。

外科医にはワーカホリックな人が多く、父もご多聞に漏れません。それでもまだ小さかった頃、日曜日に私を連れて患者さんを診に病院へ行き、私は横の公園で遊びながら父が戻ってくるのを待っていたことや、キャッチボールの相手をしてくれたことなどをよく覚えています。忙しい中、一生懸命時間をつくってくれていたのでしょう。

また、私は父に怒られたという記憶が全くありません。高校二年生の文化祭の夜、羽目を外して悪友と酒を飲み、終電がなくなってしまったときには、さすがに父に怒鳴られるかと覚悟していたのですが、何も言わずに車で迎えに来てくれました。

高校三年で進路を決めるときにも、「医者になれ」などとは一言もなく、好きにしたらいいと言うだけ。放任主義だったのか、信頼してくれていたのか、今となっては分かりません。

とにかく父は、家ではとても無口でした。それはもしかしたら、外ではたくさん喋らないといけなかったからかもしれません。書斎で黙々と書物を読んで、何かを書き留めている父の姿が印象的でした。本当に真面目な勉強家だったと、わが父ながら思います。そしてそれが書籍出版という形で実を結びます。

『閑かなる死』というタイトルのその本は、外科医としてがん患者さんと向き合ってきた父が〝死〟について語ったものです。教授になる夢かなわず、失意のなか着任した東名古屋病院で、外科医としてコツコツと患者さん一人ひとりに向き合う中で、がん末期の患者さんと過ごした時間を書き綴ったもの。読めば父の教養の深さに驚かされるのですが、私が印象的だったのは院長になってからのエピソードです。

大きな手押し車で、山ほどの洗濯物をエレベーターの中に運んできた看護助手さんの、「院長の足の上をひいてもいいけど、患者さんの足の上にのったら院長に叱られちゃうから気をつけて入ります」という言葉に、エレベーターにいた皆が笑った。父はその出来事を〝宝物をみた〟と綴る。この瞬間だけを切り取っても、父がいかに患者さん中心の医療をしてきたかよく分かります。

父はがん末期の患者さんと相対するとき、外科医のメスの限界を感じます。メスを離した外科医はすでに医者ではなく、一人の人間として患者さんに向き合う必要がある、と。

まだがん告知が一般的ではなかった当時、その苦悩を吐露しつつ、死に向き合うがん患者さんのいのちについて考察しています。いずれ別れは来るものの、医療者として患者さんにとって意味のある存在でいたい。そうでないなら外科医であることは罪深い、と語ります。

この本が出版された当時の私は、医者になって三年目くらい。まだがん患者さんを受け持ったことはほとんどなく、残念ながら父と『閑かなる死』について深く語り合うことはできませんでした。今の私の年齢は、ちょうど父がこの本を執筆していたころと同じくらいです。今の私なら、父と酒を酌み交わしながら、外科医にとってのメスの限界について、またそのとき外科医はどうすればいいか、などいろいろ話すことができたのになあ、と思います。いや、この歳にならなくても、もう少し長生きしてくれて、私が多くのがん患者さんの手術を経験するまで、それまで生きてくれていたら……。

親孝行したいときに親はなく、とはよく言ったものです。父は私が留学から帰ってきた翌年の二〇〇二年、心不全で他界しました。享年七六歳。留学から帰国した後、私がシカゴを訪れた際に撮ったマイヤー・ハウス（母が私を産んだ産科病棟）の写真を父に見せたときの嬉しそうな顔は一生忘れられません。私にとってのニューヨークがそうであるように、父にとってシカゴでの日々は宝物だったのでしょう。

ニューヨーク生活

留学場所がニューヨークだったのはとても幸運でした。平日は忙しかったのですが、土日はフリー。日本ではいつ呼び出されるか分からないので、心の底からフリーと思える日は限られていました。しかし、留学中の週末は呼び出しがなかったので安心して遊びに行くことができました。そして週末を過ごすのにニューヨークは最適の場所でした。

メトロポリタン美術館に行けば、名作ぞろいの絵画や彫刻が見たい放題。日本では人の海の中、遠くからしか眺めることのできない名作を、近くでゆっくりと鑑賞できる喜びを味わえます。メトロポリタン・オペラハウスでは、プラシド・ドミンゴやパバロッティなど超一流声楽家のオペラを鑑賞して、帰り道にはロックフェラーセンター前のクリスマスツリーを眺める。本当に贅沢な時間でした。

街はきらびやかで、セントラルパーク、タイムズスクエア、ワールドトレードセンター、自由の女神、ヤンキースタジアム……挙げだしたらキリがありません。すべてが映画のワンシーンのような風景でした。

その中でも私が特にハマってしまったのはブロードウェイ・ミュージカル。一年間で六〇回以上観に行きました。アイーダ、レント、ライオンキング、オペラ座の怪人、キャッツ、レ・ミゼラブル、シカゴなどなど。日本では一度も観たことはなかったのですが、週末の楽しみになっていました。ニューヨークの一年間で、本当に一生分遊んだかもしれません。これも留学の醍醐味ですね。

海外に住んで、外人の中で働いていると（もちろんそこでは私が外人なのですが）、日本人に会えたらとても嬉しくて、それほど社交的ではない私でもすぐに親しくなれました。マウントサイナイ病院に見学に来られた先生や、アメリカの学会でお会いした先生に日本に帰ってから再会すると、そのときの嬉しい気持ちがよみがえって、実際は私より偉い先生ばかりなのですが、ついついフレンドリーに接してしまいます。たくさん無礼をしたかもしれません。

私の後を引き継ぐ形でマウントサイナイ病院に留学した永仮先生とは、実際にニューヨークで一緒に過ごしたのはたかだか二週間程度ですが、それ以後、親友と呼べる関係になりました。私は日本人が来てくれて嬉しいのと、彼はおそらく不安がいっぱいだったことで、そのときの二週間はとても濃いものだったと思います。

後日談になりますが、そのときに会った当時小学四年生だった彼の息子さんが、父親と同じ消化器外科医になるため、虎の門病院のレジデントとして来てくれたことは、私にとって大変嬉しい出来事でした。

留学をしていなければ、こういう人たちとの出会いもなかったでしょう。ずっと京都にいて、外科医として一生を過ごすのも決して悪くはなかったと思いますが、留学をすることで世界が拡がったのも事実です。わずか一年間の留学でしたが、外科医としてのみならず、人生にとっても大きな意味を持つ一年間になりました。

アメリカと日本の医療の違い

一年間マウントサイナイ病院で働いてみて、日本とアメリカの違いを肌で感じることができました。まずカンファレンス。日本ではどちらかというと〝能ある鷹は爪を隠す〟ことを美徳としがちで、たとえば、一〇を知っていても七くらいまでしか言わないという人が多いと思います（少なくとも当時は）。ところがアメリカでは、たとえ七くらいしか知っていなくても一二くらい知っているように主張するのが当たり前。間違ったことを言っていても堂々としているので、特に英語のあやふやな私は、なんて優秀なレジデントだろう！と、思わず感心してしまう始末……。後でアレちゃんに、あいつの言ってたことは結構めちゃくちゃだったよ、と教えてもらったことがよくありました。

でも、プレゼンの仕方は本当に上手で、間違ったことでも理路整然と話すのです。聞くところによると、アメリカではディベートの授業もあるとのこと。日本の文化では、阿吽の呼吸とか以心伝心といった、あえて主張しなくても分かり合えるというところがありますが、ニューヨークはMelting pot（人種のるつぼ）と呼ばれる街。黙っていてはお互い理解し合えません。

その文化の違いが、病院のカンファレンスにも反映されているのだと思います。これは日本の若い医師も学ぶべきスキルで、私も学会発表のときなど、どうすれば相手に分かりやすく伝わるか、それを重視するようになりました。もちろん内容も大事ですが、それも伝わってこそ。伝わらなければ意味がありません。このプレゼンの上手さはアメリカのいいところだと思います。

ニューヨークはアメリカの他の都市と比べると、健康志向の強い人の割合が多いようです。ミルソム先生の患者さんにはそれほどひどい肥満の人はいませんでしたが、他のチームでは病的肥満に対する減量手術を担当していて、そこの患者さんの体型はすごかったです。留学する前から聞いてはいましたが、やはり驚きました。

手術室では、通常の手術台を二つ並べないと患者さんは横になれません。胃を小さくして、さらに栄養を吸収しにくいようにする腹腔鏡下減量手術ですが、日本では見たことがありませんでした。カメラをお腹の中に入れると黄色い脂肪の海！「アメリカの外科医はやっぱり大変だなあ」と思ったものです。ただ最近では、日本でもこの減量手術を受ける人が増えてきているようです。食生活の欧米化が原因でしょうか？

大腸がん患者さんでも、日本人と比べてやはり太っている人が多くて、腸間膜脂肪をきれいに切除するのは大変そうでした（大腸がんはこの腸間膜の中にあるリンパ節に転移することがあるので、大腸と一緒に切除する必要があります）。余談になりますが、日本に帰ってから、腹腔鏡下直腸癌手術についての英語論文を海外の雑誌に投稿したときの話です。

それは開腹手術と比較して出血量が少なく、手術も安全に施行できたという内容だったのですが、査読してくれたドクターからのコメントは、「君の成績はすばらしいが、それは君がSurgeon's heaven（外科医にとっての天国）にいるからだ」というもの。要するに、〝日本人は痩せていて手術が簡単だからだろ？〟というものです。

そんなことを言われても、それが日本人の美徳だからしょうがないよねと思ったものですが、それほど日本人とアメリカ人の体型が違っているのは事実で、留学ではそれを目の当たりにしました。ただ直腸がんの手術に限ると、日本人男性の骨盤はとても狭くて、その中での手術操作は、太っていても骨盤が広いアメリカ人と比べて日本人のほうが難しい場合もあるように思います。

もう一つ驚いたことがあります。それは血の止まり方の違いです。手術を終了する前に止血を確認するのはとても大切で、わずかな、じわっと滲むような出血でも、ちゃんと止血をするというのが日本での常識です。ところがアメリカでは、私の目から見ると、まだダラダラ出血していて術野も赤くなっているにもかかわらず、「止血はＯＫ！　手術終了！」と言って、閉腹操作に入ってしまいます。翌日の回診で、大丈夫かなあと思って患者さんの様子を見ると、全く問題なくお元気で、貧血も進んでいません。

こんなことを度々経験して、ああ、アメリカ人は血が止まりやすいんだとようやく理解しました。アメリカでは、日本に比べて術後に肺塞栓（いわゆるエコノミークラス症候群）を発症するリスクが高いのも、これで納得。肺塞栓は、足の血管の中で血が固まってしまい、それが流れて肺動脈に詰まることで発症しますが、時には死に至るとても恐ろしい病気です。このように血が固まりやすいのは、手術中は楽ですが、術後は怖いので一長一短があるのです。

術後の入院期間も日米で大きく違います。当時の日本では、大腸がんの術後なら一〇日間くらいは入院するのが普通でしたが、マウントサイナイ病院では、術後三、四日で退院でした。点滴が取れて、ようやく食事が少し食べられるようになったばかりで、場合によっては、手術中にお腹に入れたドレーンという管をそのままにして退院ということもあり、最初のうちは、アメリカ人は強い！と驚いたものです。

しかし、これには理由があります。一つは医療保険制度の違いです。日本では、国民全員が公的医療保険に加入する国民皆保険制度がありますから、入院手術にかかる費用のうち、通常は三割が自己負担で、残りの七割は国が負担してくれます。さらに高額療養費制度という、一か月の支払いで上限額を超えた場合に、その超えた金額を払い戻してくれる制度があって、患者さんの支払う金額はさらに少なくてすみます。

ところがアメリカでは、日本のような公的医療保険制度は非常に限定的で、高齢者・障害者を対象とする「メディケア」、そして低所得者を対象とする「メディケイド」しかありません。メディケアおよびメディケイドの加入者は国民全体の三割に留まり（当時）、それ以外の人は民間の医療保険に加入して、そこから自分の医療費を支払う必要があります。医療費が高いため、それだけ保険料も高額になります。

さらに入院となるとかかる費用も莫大になり、患者さんは少しでも入院費を抑えたいので、多少辛くても早く退院するのです。

アメリカの医療制度を見ると、日本の保険医療制度がいかに手厚いかがよく分かります。現在の高齢化が進む日本では、今後この保険医療制度を維持できるかが非常に大きな問題となっていますが、この制度は世界に誇るべきものだと思いますので、世の中の変化に合わせながら何とか維持してもらえたらと願っています。ちなみに日本でも、術後の入院期間が次第に短縮化されていて、大腸がんでは術後七日で退院となっています。

Ⅲ

東京という新天地へ

――腹腔鏡下直腸がん手術への思い

留学を終えて

そんなこんなで一年間の留学生活は終わればあっという間で、私は再び国立京都病院に戻りました。ミルソム先生からは本当に多くのことを学んだのですが、一つだけ私が不満だったのは直腸がんの手術でした。

直腸がんの手術は狭い骨盤の中で行われる手術なので、開腹手術ではとても難しいとされていました。当時は、開腹手術ですら難しいのですから、腹腔鏡で直腸周囲の剥離をすることはもっと難しいと考えられていて、ミルソム先生も同じ考えだったようです。

それまで腹腔鏡で手術を進めていたのに、いざ直腸周囲の剥離になると、すごく長い筋鈎、それも狭いところを照らすためのライト付きのものを出してきて、小さな開腹創から〝開腹手術〟で行ってしまうのです。スコピストをしていた私はそこで役割終了。筋鈎を持つ係になります。でも直腸の周りは、開腹手術ではやはりよく見えません。ミルソム先生から「もっとしっかり持って」などと注意されることもよくありました。

筋鈎を持ちながら、「開腹手術にしなくても、直腸周囲もこのまま腹腔鏡で手術を続けたらいけるんじゃないかな？」という疑問が湧いてきては悶々とする日々でした。

〝よし、日本に帰ったら直腸の手術も腹腔鏡でやろう！〟との思いを強くしながら、国立京都病院での外科医生活が再開しました。

国立京都病院で再スタート

私を留学に導いてくれた坂井先生は、慶応大学の渡邊昌彦先生のところに腹腔鏡手術を学ぶために短期留学していました。渡邊先生は日本で最初に腹腔鏡下大腸切除を行った紛れもないパイオニアです。またミルソム先生とも交流があり、私がニューヨークにいるときにも、マウントサイナイ病院と慶応大学との間でテレ・カンファレンスが行われていました。今でこそウェブ会議は一般的になりましたが、当時は「すごいなあ、かっこいいなあ」と思ったものです。

慶応大学には渡邊先生とともに大上正裕先生という、もう一人の腹腔鏡手術のパイオニアがいました。その二人から多くの知識、技術を教えてもらった坂井先生と、留学から戻った私は、国立京都病院での腹腔鏡下大腸がん手術を一緒に始めることになりました。最初の頃は、全部の腹腔鏡下大腸がん手術に二人で一緒に入り、坂井先生は慶応大学で学んだ技術を、そして私はミルソム先生から学んだ腹腔鏡解剖を互いに持ち寄り、意見を交わしながら手術をしました。坂井先生との思い出は数えきれないほどあるのですが、やはり外科医の性でしょうか、辛かった記憶が一番に出てきます。

無事に腹腔鏡手術を導入できて手術適応を拡げていたとき、潰瘍性大腸炎という病気を持つ若い男性の、腹腔鏡下大腸全摘術・回腸嚢肛門吻合・一時的回腸人工肛門造設術という大きな手術を行いました。

手術自体はとても順調でしたが、術後に人工肛門からの排泄量が異常に増え、それに引き続いて脳梗塞も発症、一時は危険な状況に陥ってしまいました。なんで？どうしたらいい？と悩む日々が続き、その頃は二人ともスモーカーでしたので、医局で吸うタバコの本数も増えていきました。幸いその患者さんは一命を取り留め、元気に社会復帰をすることができましたが、それ以外にもたくさんの苦労を共にしました。

念願の腹腔鏡下直腸がん手術

もちろん辛いことばかりではありません。坂井先生と一緒に念願の腹腔鏡での直腸がん手術を行った日々は、今も私の中でキラキラと輝き、何物にも代えがたい宝物です。それまで開腹手術でしか直腸がんの手術をしたことのなかった私は、腹腔鏡を通して直腸のまわりに見えてくるさまざまな構造物が一体何なのかを理解することに必死でした。

腹腔鏡手術はビデオに録画するので、手術の後に復習ができます。ビデオを見ながらグラント（Grant）の『アトラス』という解剖の教科書を開き、ああ、ここで見えてきた神経はこれか！などと勉強する毎日が続きました。

ある日直腸を下の方まで剥離していくと、綺麗な赤い筋肉が現れました。電気メスで刺激するとぴくぴく動きます。えっ？こんなところで動く筋肉？　さすがに大殿筋（お尻の筋肉）までは行ってないよな？　ということは、これが肛門挙筋か!!

今でこそ肛門挙筋は、直腸がん手術を行ううえでとても大事なランドマークで、見えるのが当たり前ですが、開腹手術ではそれをきれいに見ることは、少なくともアベレージレベルの私にはできませんでした。初めてそれを見たのは、渡邊先生がライブで直腸がん手術をされたとき。それ以来、自分で初めて肛門挙筋を見ることができたときは本当に嬉しかったなあ。

　腹腔鏡で直腸の周りを剥離していくと、本当にいろいろなものが見えてきます。今でこそ、それが何なのか手に取るように分かりますが、当時は初めて目にするものばかり。手術をしているときは、未開の地を進むフロンティア・スピリット溢れた開拓者の気分です。腹腔鏡が照らしてくれる場所を、みんなで力を合わせて進んでいく。そこは開腹手術時代には暗黒だった場所です。

　解剖アトラスを地図にして進んでいきます。直腸の後ろから横まではアトラスにも描いてあるので開拓は順調だったのですが、直腸の斜め前あたりになると出血もしやすくて、この辺りのことはアトラスにもあまり描かれておらず、本当の未開の地。大きな難題を突きつけられた思いでした。

neurovascular bundle（神経と血管の束）

直腸の前には男性だと膀胱・精嚢・前立腺といった構造が、女性では子宮・膣が存在します。特に男性の骨盤は狭くて、直腸の前方は手術をしていてもよく分かりませんでした。それに消化器外科のテキスト（当然、開腹手術用）には、その辺りのことは「出血しやすいので結紮しながら剥離する」程度のことしか書いてありません。

あるとき、そうか〝それなら泌尿器科の教科書を見てみよう！〟と思い、『ヒンマン』（Hinman）という泌尿器外科の教科書を開いたところ、そこに消化器外科の本にはなかった〝neurovascular bundle〟という言葉を見つけました。日本語で言うと「神経と血管の束」となります。これこそが〝直腸の斜め前で出血しやすい〟と感じていた構造物ではないか？

そう思って手術をしてみると、直腸の横にあって、その存在と構造がだいぶ分かりかけていた骨盤神経叢から、斜め前に向けて neurovascular bundle へと続く道が見えてきました。手術というのは面白いもので、〝ここにはこれがある〟と思って剥離をすると、今まで見えなかったものが見えてきます。次の手術でも、その次の手術でも同じように剥離することができ、最終的にはこれこそが neurovascular bundle だと確信を持つことができるようになりました。

そうなると、今まで出血していたところも、出血せずに剥離できるようになります。開腹手術のテキストで、出血しやすいので結紮が必要とされていたものなど、実は存在していなかったのです（おそらく neurovascular bundle に剥離が入り出血していたのだと思います）。

こういった発見の繰り返しで、国立京都病院での腹腔鏡下直腸がん手術は徐々に洗練されたものになっていきました。そして、こうした苦楽を共にすることで、坂井先生は六学年上の大先輩ですが、先輩後輩というよりも〝盟友〟といった関係になったような気がします。

坂井先生はその後、京都大学外科教授にご栄転され、おいそれと〝盟友〟などと言えない雲の上の人になってしまいました。でも、私の心の中では変わることのない大切な盟友です。

学会発表

留学から戻ってからの私は、腹腔鏡で行った大腸がん手術について学会で立て続けに発表していきました。留学前、ぬるま湯につかっていた私は、「学会で発表なんかしてもしょうがない」と思っていましたが、何故変わったのか？　それは、僕にとっての学会発表は、留学に際してお世話になった方々への「帰ってからも元気でやっています」というご挨拶だったからです。奥田先生の言葉を借りれば、〝しっかり着陸できました〟と伝えること。本当に何の野心も虚栄心もなく、ただピュアにそう思っていました。

学会発表をしてみると、とても勉強になることにも気づきました。私の発表はほとんどが腹腔鏡手術を動画で紹介するビデオプレゼンでした。そのためには二時間程度の手術を数分に編集する作業が必要です。手術のエッセンスを選ぶ作業中には新たな発見があります。ここはもっとしっかり展開してから剥離したほうがいいな。あれ？今切っているこれは何だろう？　なんでもっと画面をきれいにしなかったんだろう……など。

さらには、自分の手術動画を他人に説明するためには、見えているものを正確に理解し、それを言語化しなければなりません。腹腔鏡手術ビデオはある意味とても残酷で、すべてをさらけ出してしまいます。ごまかしはききません。学会発表のためには、手術のすべてを他の人に見せて、それを分かってもらうように説明するという過程が必要です。それには、他の誰よりもその手術を理解しなければなりません。そうしたことから本当に多くを学ぶことができました。

東京からのお誘い

そんなある日、私は学会で久留米にいました。発表を終えてくつろいでいると、渡邊昌彦先生に話しかけられました。「黒ちゃんさあ、東京でやってみる気ない？」渡邊先生はお洒落でスマート、それでいて話も面白い、とても素敵な人です。その先生からかけられたこの言葉を、いつもの冗談かな？と思いつつ、私は「いやあ、先生。僕ちょうど京都に家を建てたところなので……（それはないかなあ）」と、最後のほうは言葉を飲み込んで答えました。「ああ、そうなんだ。へえ、家建てたんだ」でこの会話は終了。

それからは特に何もないまま月日は過ぎて、そのとき交わされた会話も忘れかけていた頃の二〇〇四年の秋、国立京都病院で手術をしていた私に一本の電話が入りました。かけてきた相手は、学会などで顔見知りだった癌研病院の福永哲先生。「癌研病院で大腸がんの腹腔鏡手術をしてくれないか」という内容でした。

東京にある癌研。もちろん、当時から有名な病院でしたから名前は知っていました。でも正直なところ突然過ぎて状況がよく分からないまま、「とにかく一度見学に来てよ。そのとき、ちょっと腹腔鏡の話もしてね」ということになって、二〇〇五年二月、当時は大塚にあった癌研病院を訪れることになりました。

今にして思えば、癌研で腹腔鏡下大腸がん手術を始めるのに適した人材について尋ねられた渡邊先生が、「京都に家を建てたところだし」などと答えてしまったにもかかわらず、私の名前を出してくれたことは間違いありません。

池袋から一駅の大塚駅を降りて、そこから癌研へと続く道は、夜になるときっと賑わうだろう歓楽街。その道をたどると見えてきた古びた建物。それが癌研病院でした。玄関を入ると、昔の診療所みたいにスリッパに履き替えたくなるような雰囲気で、「これがあの癌研か!」とびっくりしたのを覚えています。

私が〝ちょっと腹腔鏡の話〟をしたのは、大勢のスタッフで一杯になったカンファレンスルームでした。院長の武藤徹一郎先生はじめ、有名な先生がたくさんおられたのですが、当時の私は幸い？というか、よく存じ上げておらず、緊張する前に、「とにかく腹腔鏡の大腸がん手術ってこんなにいいものです！」と分かってもらうことに一生懸命で、一五分程度のプレゼンはあっという間に終わりました。今にして思えば、それが私の面接だったのだと思います。そして、一応合格。

老朽化の著しかった癌研はその年、有明への移転が決まっていて、建物はすでに完成し、開院まであと残すところわずかという状況でした。新病院の名前は「癌研有明病院（現在、がん研有明病院）」。当時、院長の武藤先生が心血を注いでつくられた病院です。

朝の発表の後、その新病院を見せてもらうことに。有明はフジテレビの建物で有名なお台場のすぐ近くにあり、大塚とは真逆の新しい街でした。東京湾にかかるレインボーブリッジ。その先には東京タワー。そして、ピッカピカの新病院！　大塚の老朽化した癌研病院の後に訪れた効果もあり、私はこの新病院にすっかり魅了され、そこで働く自分の姿を思い浮かべて胸が高まりました。

その夜は、消化器外科センター長の山口俊晴先生、私に電話をかけた福永哲先生、大腸外科レジデントの藤本佳也先生らと、東京駅近くのお洒落なビストロで食事会を開いてもらいました。京都生活が長かった私にとって、東京は〝やたら人が多くて、住むなんて考えられへん！〟街でしたが、その一日で「まあ東京もええんちゃう」とコロッと評価が一変したのでした。

二〇〇〇年の留学をきっかけに大きく方向を変えた私の外科医人生は、こうして二〇〇五年七月、東京という新天地に活動の場を移すことになりました。

癌研有明病院

腹腔鏡手術の導入

最初は不安だらけでした。まず、癌研の大腸外科スタッフは開腹手術の名手揃いだったので、自分の腹腔鏡手術を受け入れてもらえるのか？　これについては、強力なサポートをしてくれる人がいました。院長の武藤徹一郎先生です。武藤先生はことあるごとに私を指さして、「この人のせいで僕は手術しなくなっちゃったよ」と。これはウイットに富む武藤先生らしい、私へのエールです。

国立京都病院では大腸がん手術の九〇％を、早期がん、進行がんに関わらず腹腔鏡で行うようになっていましたが、その考えをいきなり癌研に導入することはせず、まず早期がんに限って腹腔鏡手術を導入しました。手術は一人だけではできません。助手、スコピスト、麻酔科医、手術室看護師、技師さんなどの協力なしには成り立ちません。いきなり自分の技術をひけらかすのではなく、まずはチームとして成熟することが大切だと考えたのです。

癌研での最初の手術は、緊張しすぎていたせいか、何と全く覚えていません。それどころか最初の三カ月くらいの記憶が曖昧です。

特に外来が大変でした。癌研のスタッフは、皆さんがネクタイを装着して外来を行っていたので、私もそれにならってネクタイをしたのですが、慣れないことはするものではありません。肩は凝るし、患者さんに何をしゃべっているのか自分でもよく分からなくなるし……、結局三カ月でギブアップ。国立京都で着ていた、ケーシーという床屋さんが着ているような白衣に戻して、やっと自分のリズムに戻ることができました。

ちなみにケーシーは、ちょうど私が生まれた頃（一九六〇年代）に、アメリカで放送されていた医療ドラマ「ベン・ケーシー」の主人公で、彼がこのデザインの白衣を着用していたことに由来するとされています。

Verbal assistance（言葉での指導）

腹腔鏡手術は執刀医、助手、スコピストの三人の外科医で行います。腹腔鏡手術の最大の利点の一つは、手術をする部位（術野）が、手術室にいる全員で共有できることです。開腹手術ではあり得ないことで、開腹手術では執刀医から見える術野は執刀医だけのものです。

私は国立京都病院で開腹手術の勉強をしているとき、小泉先生の後ろに立って肩越しに術野を見させてもらうことがよくありました。そうすると、術者と近い目線で手術を見ることができて、自分が執刀するときの参考になったからです。それでも、完全に同じ見え方ができるわけではありませんでした。

ところが腹腔鏡手術では、スコピストが見せる術野がすべてで、その同じイメージを見ながら執刀医も助手も手術を進めます。助手をしていても、スコピストをしていても、執刀医がどこを見て、何をしているのかが一目瞭然。これは手術教育において非常に大きなメリットとなります。

ただ、逆に言うと、スコピストがよいところを見せて、助手がよい展開をしてくれないと、よい術野をつくることはできません。術者は、スコピストに見たい部位を伝え、助手にどのような動きをしてもらいたいかを上手に伝えてはじめて、良い術野を得ることができます。

開腹手術では、自分の見たい場所を、助手の手を直接持って押さえたりして展開することができます。極端に言うと、そこに言葉は必要ありません。黙っていても手術は進みます。ところが腹腔鏡では、「もっと右を見て」「右手の鉗子で○○を持って、左手は△△を掴んで、それを持ち上げて」などと、全て言葉で伝える必要があります。これを〝Verbal assistance〟(言葉での指導)といいます。○○、△△には画面に見えている構造物の名称が入ります。

このVerbal assistanceこそ、腹腔鏡手術を上手に進める一番大切なものと言っても過言ではありません。ある外科医が執刀した手術後、「今日は前立ち(第一助手)のレジデントが全然ダメで手術が上手くいかなくて……」などと愚痴っているのを聞くことがありましたが、それは執刀医のVerbal assistanceが適切でなかったことを物語っているのです。スコピストと助手を、Verbal assistanceで上手にコントロールするのが執刀医の力量なのです。

ですから、私は癌研でも一生懸命 Verbal assistance をしました。ところが一つ問題に突き当たります。見てもらいたいところや、持ってもらうところを伝えるのであれば、従来の解剖用語で事足りたのですが、術者に〝剥離すべき場所〟を伝えるときに、適切な Verbal assistance をするのがとても難しかったのです。

その理由は、従来の手術テキストは開腹手術用のものがほとんどだったからです。剥離部位についての説明も開腹用であり、それは拡大された視野で行われる腹腔鏡手術においては、とても曖昧なものだったのです。

大腸がんの手術と剥離層

大腸がんの手術では、がんが存在している大腸を約一五センチ程度切除します。みなさんはがんのところだけ切り取ればいいのでは？と思われるかもしれません。ところが大腸は腸間膜という、血管とリンパ節を含む脂肪組織によってつながれており、がんはこのリンパ節をつたって元の場所より拡がっていることがあるのです。ですからがんをしっかり切除するためには、がんがある大腸だけではなく、腸間膜ごと切除する必要があります。

受精卵から人間の体が形作られる過程（発生の途中）で、この腸間膜と大腸は最初お腹の中でブラブラしているのですが、徐々に回転しながら固定されていき、最終的には上行結腸から直腸に至る時計回りの大腸が形作られます。大腸がんの手術は、この固定をはずして（元に戻して）、腸間膜ごと大腸を切除する、ということになります。

固定をはずす作業を手術では〝剥離する〟と呼びますが、大腸がんの手術において、どのように剥離してくるか？というコンセプトはとても重要です。大腸（および腸間膜）の周りには、様々な臓器や組織が取り巻いています。早期がんなら、〝普通に〟発生の過程をただ戻すように剥離するだけで大丈夫（がんを取りこぼすことはない）ですが、がんが外に拡がっている進行がんの場合は、通常よりも外側の組織を大腸につけながら剥離する必要があります。

これは車の運転と似ていて、普通は運転のしやすい大きな道路を走っていればいいのですが、工事中だったり渋滞していたりしたときは、そこからはずれた細い道を走らないといけません。この〝道〟を手術では剥離層と呼びます。広い剥離層もあれば、とても入り組んだ狭い剥離層もあります。

がんの手術では、その状況によって最適な剥離層があると私は思っています。それぞれのがんに応じた最適なコンセプトと言ってもよいですね。車の運転に例えると、目的地にたどり着くための最も安全な（最短ではなく）行き方、になります。

A層とB層

腹腔鏡手術のときには、Verbal assistanceでその剥離層を伝える必要があることは先に述べましたが、手術中にこの細かい内容を伝えるのがとても難しかったのです。まず一つは、解剖学用語の多くは長ったらしい（Sternocleidomastoid muscleも超長いですよね）ので、手術中に使いにくいということがあります。

そのため、私は手術中に説明しやすいように言葉を単純にしました。たとえば、直腸の周りには神経が取り巻いているのですが、直腸がん手術では、「がんをしっかり取りつつ、周りにある神経をできるだけ温存して機能温存を図る」ことが重要になります。そこで、直腸と神経の間をA層、神経の外側をB層と名付けることで、手術中にどちらを剥離するべきか素早く助手や術者に伝えられるようにしました。

「ここはがんから離れているし、若い患者さんだから厳密にA層でいって」とか、「がんが近いから早めにB層に入ってしっかり取ろう」という具合です。

このA層、B層は、私のいい加減なネーミングにも関わらず、大腸外科医の間で定着してくれたようです。学会発表で、知らない若い先生が「ここの剥離はA層で」などと言ってくれているのを見ると、私はひそかに喜んでいます。

面白いことに、A層、B層と単純なネーミングをして手術しているうちに、実際の解剖の見え方までシンプルになってきました。それまで直腸周りの解剖は、いろいろな神経が走り、何枚もの膜が存在し、とても複雑なものと考えられていました。ところがそれらはすべてA層、B層として説明することができるのです。

そしてその層は、二つの異なる脂肪組織の間に存在していることに気づきました。直腸間膜脂肪と神経を含む脂肪、この二つだけです。そう考えると、今まで複雑だった直腸周囲解剖が、実はとても単純に見えてきました。この解剖の単純化はA層、B層の思わぬ副産物でした。これは後に説明する「アイスクリーム理論」につながります。

手術中のVerbal assistanceを難しくしていたもう一つは、剥離層に関する多くの解剖学用語が、〝解剖された後に〟付けられたものだということです。〝剥離した結果に名付けられたもので、剥離する前にはそれは存在していない〟のです。

何だか禅問答のようですが、隣り合う二つの構造物（XとYとします）の間を剥離するとしましょう。XとYの間には幅があり、そこには名も無い組織（結合織）が存在します。XとYを分けるには、その結合織の中ならどこを剥離してもOKです。

たとえばXの近くで剥離していくと、その結果、Yの側には結合織が残り、それがあたかもYを覆う膜のように見えるのです。そして、それに「なんとか膜」と名前がつけられます。Y寄りの剥離を行うと、Xを覆う別の「なんとか膜」が作られます。

こうやって、剥離前には存在していなかった〝膜〟が、剥離した結果作られるのです。この解剖学的用語（なんとか膜）にしばられてしまうと、手術はとても不自由になります。本当は剥離できる場所はいくつかあるのに、「なんとか膜」を作るように剥離をしなければならないのですから。それでは、どうすればもっと自由な剥離ができるのでしょうか？

答えは〝脂肪〟にあります。

脂肪オタクと二色アイスクリーム

大腸がんの手術の場合、おそらくは体中のどの手術にも当てはまると思いますが、「現れてくる脂肪組織が何なのか?」を理解することがとても重要です。先に述べた腸間膜はほとんどが脂肪ですし、体の多くの臓器は脂肪で覆われています。手術中に脂肪の存在を意識しなくてもよいのは、脳と肝臓と肺くらいではないでしょうか?

大腸がんの手術では、大腸を腸間膜と一緒にきれいに切除する必要があることは先ほど述べましたが、手術中に現れてくる脂肪組織が腸間膜なのか、大腸についている脂肪なのか、それとも周りの臓器の脂肪なのか、それが理解できれば取りたいものを上手に取ってくることができるのです。

脂肪組織が何なのかを、私は「脂肪組織の属性」と呼びます。そして、異なる属性の脂肪組織の間には必ず剥離層が存在します。そうなると、脂肪の属性を理解すれば自然に剥離層を見つけられるので、手術がとてもスムーズになるのです。

ところが脂肪組織は壊れやすく、また壊れてしまうと、油がこぼれてきていろいろなものを見えにくくします。本来は、せっかくきれいに存在している剥離層が、脂肪を壊すことで分かりにくくなってしまうことがよくあります。私はこれを、イメージし易いように二色アイスクリームを使って説明しました。

バニラとチョコの二種類のアイスクリームを想像してみてください。二つのアイスの間には明確な境界が見えますよね。ところがそこをスプーンでかき混ぜてしまうと、境界はとたんに分からなくなってしまいます。一方、ナイフでそこをスパッと切れば、境界は保たれます。

手術ではアイスクリームは脂肪です。異なる属性の脂肪組織の間には（バニラとチョコの間には）、本来は明確な境界があるのにもかかわらず、そこをかき混ぜてしまうことで境界が分かりにくくなってしまうのです。では、どうすればきれいに剥離できるのか？もうお分かりかもしれませんが、きれいに剥離するためにはナイフでスパッと切る。これを手術用語では鋭的に剥離するといいますが、この鋭的剥離が重要になります。異なる属性の脂肪組織の間を鋭的に剥離する。これが答えです。

人間の体は二色アイスクリームほど難しくはなくて、間にはウエハースが存在します。これが剥離層です。ウエハースの中を剥離していけば、両側のアイスをこぼすことなくきれいに分けることができます。ウエハースをバニラ側に多くつけたり、チョコ側に多くつけたり、そうしたちょっとした違いに付けられていたのが「なんとか膜」です。そして、手術はもっと自由にウエハースの中を行ったり来たりできるのです。

実際の手術では、ウエハースの中で剥離するときでも、状況に応じて、より大腸側にしたり、逆に外側寄りにしたりする必要がありますし、ときには外側のアイスをつけてこないと、がんを取りこぼしてしまうこともあります。

「なんとか膜」にしばられて剥離をすると、この臨機応変さが失われてしまうと私は考えています。それよりも、現れてくる脂肪組織が何かをまず理解することに努め、それをもとにして自由に剥離層を選択する。すなわち、膜に基づいた剥離ではなく、脂肪に基づいた剥離が大切になります。私は当初「膜オタク」でしたが、腹腔鏡手術を重ねるにつれて「脂肪オタク」へと変わりました。

話は長くなりましたが、腹腔鏡手術をスムーズに進めるためにはVerbal assistanceを的確に行う必要があり、そのためにはこういった解剖のコンセプトを、手術室にいる全員で共有することの大切さを分かっていただけたと思います。

メスの限界

腹腔鏡下側方リンパ節郭清

癌研に来て最初は全手術に入って、一生懸命 Verbal assistance をしていた私は、手術中とてもおしゃべりでした。ときには年上のスタッフにも、手術中は遠慮なくしゃべりました。今思えばとても無礼だったと思いますが、癌研に腹腔鏡手術を導入するのだという全員の熱量が、そんな私を許容してくれました。

癌研のスタッフは、皆さんが開腹手術の素晴らしい技術を持っていましたが、彼らが私の腹腔鏡手術を受け入れてくれたことは、以後、大きな支えとなりました。また、私も彼らの技術・知識から多くを学ぶことができました。

その際たるものが、直腸がんに対する側方リンパ節郭清術です。肛門に近い直腸がん（下部直腸がんといいます）では、数パーセントの確率で、腸間膜から離れたところにリンパ節転移が起こります。これを側方リンパ節転移といいますが、手術数の限られている一般病院、たとえば私の勤務していた国立京都病院ではほとんど経験することがありませんでした。

ですから私が癌研に来た頃は、「側方リンパ節転移なんて本当にあるのかな？」というのが正直な気持ちでした。ところが多くの患者さんを診ていくうちに、側方リンパ節転移が実際に存在し、切除することで患者さんに治るチャンスが出てくる、逆に言うと、切除しないと治らなくなってしまうということが分かりました。腹腔鏡で直腸がんと闘うためには避けては通れないものだったのです。

開腹手術で側方リンパ節転移を切除した経験がほとんどなかった私は、経験豊富な癌研スタッフに教えてもらいながら、そう、まさに多くのVerbal assistanceをしてもらいながら、その手技を作っていきました。

腹腔鏡手術では、カメラが術野に近づくと見える範囲が狭くなるため、見えないところで臓器を損傷しないように気をつけないといけません。側方リンパ節郭清では、尿管（腎臓から膀胱に尿を運ぶ細い管）に注意を払う必要があります。そのため手術中はときどき、「カメラバックして」と術野を広く見て尿管を確認していました。これはちょっと面倒な作業です。

ならば、最初から目立たせればいいよね！　尿管が膀胱に入るところまで広く剥離して、テーピングして吊り上げれば目立つよね！ということで、側方リンパ節郭清のファーストステップは、「尿管の剥離、吊り上げ」となりました。そうやって一つ一つのステップをみんなで知恵を出し合いながら形作っていきました。

側方リンパ節郭清では、内腸骨静脈という非常に太い血管を剥離する必要があります。開腹手術時代だと、この静脈が傷つくと、あっという間に千、二千ccの大量出血が起こったものです。ところが腹腔鏡手術は頭低位で行うために、この静脈圧が低く、出血しても開腹手術ほど大量ではありません。

また、視野の良さと止血器具の進歩もあり、内腸骨静脈からの出血をコントロールすることが飛躍的に容易になりました。最初は恐る恐る剥離していましたが、止血に自信が持てると剥離操作にも余裕が生まれます。たとえ転移リンパ節が静脈にかみついていても、安心して（もちろん注意深く）そこを攻めることができるようになりました。この「止血のしやすさ」は、腹腔鏡下側方リンパ節郭清を行うにあたって望外の恩恵でした。最終的に、他の大腸がん手術同様、脂肪組織を意識した側方リンパ節郭清の手術コンセプトを確立することができ、二〇〇八年の学会で発表して多くの反響を得ることができました。今では腹腔鏡で側方リンパ節郭清を行うことは、多くの施設で通常の術式になっています。

手術中はしゃべりまくって、夕方はそのビデオを見て復習し、現われてくる脂肪組織への理解を深める、そんな日々が続きました。癌研ではほとんどのエフォートは手術に注がれ、手術を中心とした私の生活は順調そのものでした。自分の技術、経験が蓄積されていくだけでなく、癌研大腸外科チームとしての総合力も飛躍的に伸びていることを実感できる充実した日々でした。

ところがそんなある日、思いもよらないことが起こったのです。

がんの再発

大腸がんは手術で取れれば治る人が多いのですが、その一方、一定の割合で再発してしまうのも事実です。しかしながら、大腸がんは再発しても抗がん剤を使うことで、幸いにも以前とは比べものにならないほど寿命を延ばせるようになっています。かつては余命半年と宣告されていた人が、二年、三年と生きられるようになりました。

そもそも再発はどうして起こるのでしょうか？　手術のときすでに、目には見えないミクロの転移が存在していて、それが術後に目に見える大きさになること、これが再発です。ある日突然再発するのではなく、ひそかに転移していたがんが、徐々に大きくなって検査で見つかるのです。

ではなぜ転移してしまうのでしょうか？　できたばかりのがんは転移することはできません。ところが大きくなる過程で、がん細胞が周りの血管やリンパ管の中に入り込み、そこを通ってがん細胞が流れていくことで転移は起こります。ただし、流れるだけではなく、流れ着いた先で定着しないと転移にはなりません。

このあたりのメカニズムは最新の研究で徐々に解明されてきてはいます。それではなぜ、同じようながんなのに、ある人には転移が起こって、別の人には起こらないのか？　本当のところはよく分かっていません。これにはさまざまな要因が複雑に絡み合っているのだと思います。

たとえば患者さん本人が、仕事が忙しいとか、借金をしたばかりなどの強いストレスにさらされているときに、がんの転移が起こりやすいようにも思います（科学的根拠は全くありませんが）。

良いがんと悪いがん

多くのがん患者さんの手術をすると、ある考えにたどり着きます。それはつまり、がんは悪性の病気ですが、そのなかにも〝良いもの〟と〝悪いもの〟とがあり、外科医が〝良い手術〟をすれば〝良いもの〟は治すことができるが、〝悪いもの〟にはいくら〝良い手術〟をしても治すことができない。その一方で、〝良いもの〟なのに〝悪い手術〟をしてしまうと治らなくなってしまう。だから外科医は、〝良いもの〟をしっかり治せるように〝良い手術〟をしなければいけない、ということです。

〝治すことができない〟は、再発してしまう、と言い換えられるでしょう。手術前に、がんの転移を検索するCT検査などで見つけられるのは、一センチ弱の大きさの病変まで、で、それより小さい病変があったとしても、検査結果は正常、転移はないと判断されます。

一方、がんの転移は、がん細胞数個という顕微鏡レベルのものが最初に起こります。当然ながら検査では見えません。それが手術後に時間の経過とともに大きくなって、いずれは検査で分かる大きさになります。先ほど述べたようにこれが再発です。〝悪いもの〟は転移が起こりやすく、手術のときにはすでに、外科医の手をかすめて散らばってしまっているのです。そういうものに対しては、〝良い手術〟も無力。〝悪いもの〟には、いくら〝良い手術〟をしても治すことができないと言わざるを得ません。

では、良い手術とは？　一言で言えば、がんをきっちり取り切る手術と言えるでしょう。大腸がん手術であれば、がんをできるだけ触らずに、がん近くでの剥離ではしっかりセーフティーマージンを取って剥離し、リンパ節をちぎらず一つのものとして（外科用語で〝一塊〈いっかい〉として〟と言います）切除する、ということになります。こうすれば、文字通りがんを一網打尽にすることができます。

逆に悪い手術とは？　もうお分かりかと思いますが、がんに切り込んだり、リンパ節の取り方が甘かったりして、がんを残してしまう手術のことです。さすがに、あからさまに残してしまうことは言語道断ですが、肉眼では分からなくても顕微鏡レベルではがんが広がっていることがあり、それを想定しない手術は、がんが残ってしまう可能性がある〝悪い手術〟になります。

それならば、できるだけ広く取ってきたらいいじゃないかと思われるかもしれません。周りに重要な臓器が少ない結腸がんならある程度それは通用しますが、直腸がんの場合はそうはいきません。直腸は狭い骨盤の中にあるため広く取ること自体が難しく、また直腸の周りには幾つか重要な臓器が取り囲んでいますので、それらを簡単に取るわけにはいかないのです。

たとえば、その一つである骨盤神経を一緒に取ると、術後に排尿障害や性機能障害が起こってしまいます。肛門を取れば永久人工肛門になってしまいます。いわゆる機能温存と広く切除することとは相反することなのです。

私が外科医になった頃の八十年代から九十年代前半は拡大手術が全盛の時代で、とにかく広く取ってくるとがんは治ると信じて手術をしていました。ところが先ほど書いたように、悪いものにはいくら大きな手術をしても治らないことを知ります。そうなると次には、できるだけ術後の患者さんの生活が良くなるように、機能温存というコンセプトが重要視されるようになりました。今ではできるだけ機能温存しつつ、がんをきれいに切除することが求められます。

話は少しそれましたが、いずれにしても、外科医のメスには力もあるが限界もあるということです。自分が手術をした患者さんが再発する、このときに外科医は自分のメスの限界を痛感します。どれだけ良い手術をしていても、外科医は必ずある確率で（メスの良し悪しで多少の違いはあると信じたいですが）、がんの再発という恐るべき事態に遭遇してしまうのです。

再発を告げるとき

癌研病院では、術後患者さんの経過を診ている途中で再発が分かると、「臨床腫瘍科」という抗がん剤専門の科に紹介します。そこで最適な抗がん剤治療を行ってもらうためです。先にも述べたように、抗がん剤は日進月歩の進化を遂げて、以前では余命半年と思われていた状況でも、二年から三年と飛躍的に寿命を延ばすことができたり、ときにはがんがすべて消えて治ったり、奇跡のような出来事が奇跡的とは言えない確率で起こるようになりました。

外来診察中、再発が分かったことを患者さんに伝えるのは、お互いにとても辛いことです。時間をかけてゆっくり説明するように心がけていますが、それでも患者さんから見れば、あっさりと残酷なことを告げられることになります。しばしの沈黙。落胆。それでも続けて、希望はありますよ、頑張りましょうと努めて明るく言って、臨床腫瘍科に紹介する。年に何回かは、こういう外来が存在してしまいます。

そんなある日、私はある直腸がん患者さんに、診察室でがんの再発を告げました。正確に言うと、再再発でした。患者さんは七〇歳を過ぎたばかりの元気な女性で、約三年前に私が直腸がんの手術を担当。術後一年半ほどしてから、大動脈周囲リンパ節という、手術では治すのが難しいと言われているところへの転移が起きてしまいました。

そして臨床腫瘍科に紹介となりました。そこでの抗がん剤が効いて転移は小さくなったので、二度目の手術でそこを切除。一旦は、体の中からがんを見えなくすることができました。

ところが、そのまた一年後くらいに行ったCT検査で、前回切除した所よりさらに遠くの、大動脈周囲リンパ節への転移が判明してしまいました。いわゆるメスの限界です。そうなると、また抗がん剤治療をお勧めしないといけません。

診察室でこの再再発について説明し、臨床腫瘍科への紹介を告げたとき、その患者さんは「え？先生、また抗がん剤やらないといけないの？やだなあ」と、笑顔さえ浮かべて穏やかな調子でそうお答えになりました。

「そうなんですよ。でも、がんはここだけだし、薬が効けばまた取ることができるようになるかもしれません。前もそうだったじゃないですか。それを目指して頑張りましょう！」と、私はいつもどおり励ましの言葉をかけて、診察室を出る患者さんの後姿を見送りました。

再発を告げるときはお互いとても辛いのが当たり前ですが、それ以上特に変わったことのない、それどころか、診察室での患者さんの様子は普通より明るい感じでした。

患者さんの自死

その二日後、病院で働いていた私に警察から電話が入りました。何事だろう？と電話に出た私に、警察官が話した内容はあまりにも突飛で、すぐには理解できないものでした。二日前、再再発を告知したその患者さんが、ホテルで自死されていた、と。

何か変わったことはありませんでしたか？と尋ねる警察官。直前の外来で再発のことを告げたばかりでしたから、それがショックだったのかもしれません、と答えながらも、私の頭の中は？マークでいっぱいでした。泣いたりしていなかったし、少し笑顔もあったよな？何で？　そもそも余命告知もしていないし、する必要もないくらい、まだまだ先は長いから頑張りましょう、と説明したよな？　なんで自死を？

私の外来が終わったその日の夕方、患者さんはお亡くなりになられました。事件性はなく自死で間違いないでしょう、と告げる警察官からの電話の後、私はしばらく呆然としていました。本当のことなのか、しばらくは信じられませんでした。

頭の中は疑問符で溢れかえったまま、何が何だか分かりませんでしたが、とにかく自死の直前に会ったのは私、少なくともその日に会ったのは私なのだから、ご家族に謝らないといけない。

ずっしりと重い受話器を持ち、外来でお話ししたことや、そのときの様子についてご家族にお伝えしました。大変申し訳ないのですが、私は患者さんの変化に気づくことができませんでした、と。先生の伝え方が悪かったのではないか？　きつい言い方をしたのでは？　そもそもどうして気づかなかったのかといった、ご家族からの厳しい言葉を覚悟していました。それなのに、私たち家族も全く気づけなかった、どうか先生お気になさらないでください、という優しい言葉をかけていただきました。

少しホッとはしたものの、私の心は悶々とし続けました。死にたいくらいだったら、どうして私に言ってくれなかったのだろう？　死にたいくらい抗がん剤が嫌だったのか？　それとも再再発という事実を受けとめられなかったのか？

でも一回目の再発は切除できたじゃないか？　今回もどうして頑張ろうと思ってくれなかったのか？　どうして？どうして？……もちろん、もう誰にも答えは分かりません。でも、〝私にその深刻な思いを伝えてくれなかった、伝える気にはなれなかった〟という厳然たる事実に、私は打ちひしがれました。

「外科医としては信用してくれていたのかもしれないが、人としては信頼されていなかった。自死を考えるような状況でも頼ってはくれなかった。結局私は、がんの手術ばかりに気を取られて、患者さん自身を診ることがおろそかになっていたのではないか？」

当時の上司である消化器センター長にその出来事について報告しに行ったとき、自分の気持ちを伝えながら、不覚にも涙があふれて止まらなくなっていました。

もしも父がそのときに生きていたら、『閑かなる死』を書いた父が、私にどのような言葉をかけてくれただろうか。落ち着いた今なら、そんなことを思いめぐらすこともできます。

「洋弥はメスに頼り過ぎだ。外科医はメスをおいたときにこそ、人としての真価が問われる。もっと患者さんにとって存在感のある医師になりなさい」などと言われたでしょうか？　私には一度も怒ったことのない父でしたが、怒ってくれたかなあ……。

その出来事が起こる直前、一本の電話が私のところに入っていました。

Ⅳ

転機——虎の門病院へ

人を診ることの大切さ

当時の虎の門病院大腸外科部長からの電話は、定年を間近に控えたその部長先生が退官した後、虎の門病院大腸外科を引き継いでほしいという依頼でした。虎の門病院は早くから腹腔鏡を大腸がん手術に取り入れ、すでにたくさんの腹腔鏡下大腸がん手術を行っている、いわゆる草分けの病院でした。そんなところへ私が行ってもあまり役に立てないのではないかと思いながらも、一度会って話したいという言葉を受けて、ある日の午後、虎の門病院を訪れました。

その頃の虎の門病院は築三〇年以上、昭和の香りが色濃く漂う病院でした。癌研有明病院は新築でしたから、まずそのギャップに驚きました。この古い病院で、どうやってたくさんの手術をこなしているのだろう？　興味津々に手術室に入りました。やっていたのは大腸がんに対する腹腔鏡手術でした。

ところが手術を見学してすぐ、私とは方法がだいぶ違うことに気づきました。道具も、創の位置も、手術コンセプトも。これでは私が来たら、今働いている人たちは困惑するだろうなと正直思いました。これは虎の門病院はないな……とも。

手術が終わって、部長先生が二人の中堅どころの先生を紹介してくれました。一人はとても愛想よくお話をしてくれましたが、もう一人は伏し目がちで、明らかに私と目を合わそうとしません。あ、この人は僕が来るのを嫌がっているんだとすぐに思いました。

ところが後で分かったのですが、この伏し目がちな人こそ、私を虎の門に呼びたがっていた的場周一郎先生でした。そして何と愛想よかった先生は、部長先生とともに退職される先生でした！　本当に人は分かりませんね。そんなこととはつゆ知らず、そのときは、やっぱり歓迎されていないなという思いを強くした私でした。

しかし、部長先生が話してくれたなかで一つ印象に残ったのが、「先生、うちに来たら、三〇〇人から四〇〇人の大腸がん患者さんを、先生の思うように治療することができるよ」という言葉でした。今でも（癌研でも）そのくらいの患者さんの手術はしているんだけどと思いつつ、その言葉に加えて、伏し目がちな的場先生のことが妙に印象に残った虎の門病院見学の一日でした。

がん専門病院の可能性と限界

病院見学のすぐ後に、患者さんの自死というショッキングな出来事に直面した私が感じたこと、それはがん専門病院の限界ということでした。もちろん、がんを治療するという面において、がん専門病院には優れている点が多いことは事実です。手術、化学療法、放射線治療というがん治療の柱のもと、臓器ごとに診療グループが分業化されています。さらに、それぞれのグループは合同カンファレンスでの活発な意見交換などでつながっています。分業化することの恩恵で、それぞれが専門家としての能力を高めていくことができます。私の手術がまさにそうでした。

私の腹腔鏡手術はあくまで国立京都病院での経験がベースになっていましたが、癌研で多くの手術に関わることで、より洗練されたものになっていったと思います。先に述べた腹腔鏡下側方リンパ節郭清は、私が癌研に来なければここまで確立できなかったでしょう。分業化し、専門領域に特化することで、外科医としての私は成長できました。

がん専門病院には、このように各科それぞれがトップランナーとして活躍できるという強みがあります。しかしながら、そこには弱点もあります。がんの治療に特化するために、全身を診るという機能をトレードオフする必要があるのです。すなわち、がん以外にも重い病気、いわゆる重症併存症がある患者さんは、がん専門病院で治療することが難しくなってしまうのです。

たとえば透析中の患者さん、重い心臓病を持つ患者さんがそれにあたります。そういった場合、虎の門のような総合病院に患者さんの治療を依頼しなければならないのですが、当時の私は、これは仕方ないなと思いながら働いていました。トップレベルのがん治療をしているのだから、と自分に言い聞かせて。

しかし、このときの私は、分業化がもたらすもう一つの弱点を自覚できていませんでした。いや、分業化に甘えた自分の至らなさを自覚していなかった、が正しい言い方です。

「私はがんの手術ばかりに気を取られて、患者さん自身を診ることがおろそかになっていたのではないか?」

人を診ることの大切さ。自分が経験した患者さんの自死は、そのときの私に非常に重く響きました。がん専門病院で働いているのだから仕方ないでは到底済ますことができませんでした。

誤解をしてほしくはないのですが、がん専門病院が病気しか診ない冷たい病院ということではありません。患者さんのためにと、皆一生懸命働いています。ただ構造上、どうしても患者さん個人の想いを拾い上げにくいところがあると思います。がんが進行して緩和医療の段階になれば、そのスペシャリストが診療にあたりますが、そこに至る過程、すなわちがんと診断されて治療を行ったものの、再発という現実を突きつけられる、その段階にある患者さんたちの想いまではカバーしにくいように思います。

もちろん、その患者さんにがんの再再発を告げたとき、同時に心療内科も受診してもらうように取り計らっていれば自死は防げたのではないか？という意見もあると思います。でも、表面上は笑顔を浮かべている患者さんを前にして、私はそのことに思い至ることができませんでした。

天啓？

虎の門病院に見学に行ったとき、部長先生に言われた言葉「先生の思うように治療できる」は、ある種啓示のように、これからの私の行き先を照らしているように思えました。

幸い虎の門病院も、私が専門とする大腸がんの手術をたくさん行っている病院です。「虎の門で大腸がんの手術をして、同時に患者さん自身も診る、そんな医療をしたい！」そう強く思った私は、虎の門病院へ移ることについてもう迷いはなくなっていました。

問題は、的場先生をはじめとした現行のスタッフとの関係をどうしていくかです。外科医は一般的に言うと〝自分の手術〟にプライドを持っている人が多いです。私とは全く違うやり方で大腸がんの腹腔鏡手術を行っている人たちに、無理やり私の方法を押し付けても上手くいかないだろうというのが私の心配でした。最悪、みんな辞めてしまうのでは？ところがそれは杞憂でした。

的場先生から着任前に、これからのことについて打ち合わせをしたいので一緒にお食事でもどうですか、とのお誘いがありました。その場に行くと、そこには先日とは打って変わって、満面の笑みを浮かべた彼とその子分たちがいました。彼は親分肌で、今風に言うと〝ジャイアン〟です。ただ、ものすごく内気なジャイアンだったので、初めて私に会ったときは、まともに話すことができなかったのです。ところが、その打ち合わせの席では本当に目を輝かせてくれていて、「これなら大丈夫」と確信することができました。

先ほど書いた通り、彼こそが私を虎の門病院に導いてくれた人物だったのですから。

虎の門病院着任

二〇一〇年四月、虎の門病院に着任。最初は昭和の建物に戸惑うことも多かったのですが、三カ月もすれば体に馴染んで、とてもリラックスして過ごすことができました。特に私のお気に入りは、病院の天井を走るモノレール。部署間での物のやり取りに使われていたこのモノレールは、「ガシャン、ガシャン」と音を立てて動きます。時に渋滞したりするその無骨な姿を見て、随分癒されたものです。新病院になって廃線？になってしまったのが残念です。

私の着任前に的場先生が、私が国立京都病院から癌研までずっと使っていた手術器具を全て取り揃えてくれていたので、手術の導入も非常にスムーズにすることができました。彼をはじめスタッフは皆とても優秀で、私が手術中に教えたことをすぐに吸収し、さらにそれを若いレジデントたちに伝えていくことで、あっという間に最強の大腸外科チームが作られていきました。

おおむねそんな感じで順調な船出だったにもかかわらず、当時のこととして私の記憶に強く残っているのは、やはり辛い出来事です。

着任して一か月足らずのとき、切除できるかどうかぎりぎりの直腸がん患者さんの手術がありました。患者さんは全身状態があまりよくなくて、手術することのリスクが大きかったのですが、手術をしないとご飯が食べられないという状況でした。

後から振り返ると、切除はせずに、人工肛門を造るだけの手術にすればよかったと思うのですが、そのときは手術で治したい！という気持ちが勝ってしまい、長時間かけて病変を切除、術後はＩＣＵ管理となりました。しかし、患者さんの回復は予想はしていたものの思わしくなく、二か月を超える大腸外科チーム総力を挙げての治療も空しく、最後はお亡くなりになってしまいました。

手術直後の「やった！取れた！」という喜びは消えて、体力的に無理な手術を選択した自分の考えが甘かったと後悔しましたが、後悔先に立たず。外科医はどうしても自分のメスで治したいと思ってしまいがちですが、この経験はその戒めとして今でも自分のなかにしっかり残っています。

難しい決断とその責任

でも、正直どうすればよかったのか？　人工肛門を造るだけにしておく（がんは取らない）ことが一番安全だったのは確かですが、がんの周囲には膿がたまっていて患者さんの全身状態も悪かったので、その状況でどのくらい回復してもらえたかは分かりません。もしかしたら、その手術でもお亡くなりになっていたかもしれません。

一番良いのは、がんが取れて、かつ術後順調に回復してお元気になってもらうこと、これは間違いないと思います。結局正解は分かりませんが、はっきりしているのは外科手術は結果がすべてだということです。

この患者さんは術後お亡くなりになってしまった、これが事実であって、外科医はこの事実を受け入れないといけません。そこで謙虚に反省し、決して言い訳はせず、改善すべき点を探すのです。それが、自分に身を任せてくれた患者さんへの責任を最後まで全うすることになるのだと思います。

しかしながら、一人の人間が全てを決めて、その責任を全て背負うというシステムは時に非常に辛く、また危険でもあります。独り善がりになり得るからです。目の前の患者さんに思い入れが強くなり過ぎたときに、得てして間違いが起こります。患者さんへの〝思い〟は大切ですが、〝思い込み〟はよくないことがあるのです。

今は、このような難しい治療選択を行う場合、主治医一人での判断ではなく、複数の人間で話し合いを行うことで、いわば「病院としての方針」を考えるというシステムが構築されています。三人寄れば文殊の知恵と言うように、一人で考えるよりみんなで考えたほうがよい考えが浮かぶことも多いということですね。

虎の門病院ではキャンサー・ボード（Cancer Board）という会議がそれにあたります。これはとてもよい取り組みで、外科医だけでなく、いろいろな診療科の医師が参加、さらに看護師など他の職種の人も参加することで、独り善がりにならない最善の方針を導き出すことができます。それでも、最終的に患者さんにその方針を伝えるのは主治医ですし、キャンサー・ボードで決められる方針も一つではなく、幾つかの選択肢を患者さんにしっかり説明した上で決めてもらうということも少なくありません。やはり、今なお主治医の責任は重いです。

虎の門病院で初めて診療科の部長という立場になった私は、先に述べた患者さんの手術を通して、部長の判断の重さ、その責任の重さを知り、自分の覚悟は甘かったと痛感しました。残念な結果に終わりましたが、この経験を通して初めて本当の部長になれたように思います。

本当に辛い経験でしたが、一つ嬉しいこともありました。それは自分のチームで働く若い医師たちの姿。術後二か月を超える診療の間には、もうだめだ、と諦めてしまいそうになる自分がいましたが、若いレジデントたちの献身的な働きぶりに幾度となく励まされました。結果はとても残念でしたが、ここの若い人たちはすごい。宝物だ。ああ、この病院に来てよかった！と心の底から思うことができました。

手術を教えること

癌研における私の手術指導は、すでに外科医としてある程度確立した人が相手だったので、「ほめてほめて、ほめたおす」スタイルでした。プライドを傷つけないことが大事だという判断です。もちろん、ほめられれば誰でも嬉しいですし、雰囲気も良くなります。手術室の空気も穏やかに。張り詰めた空気を好む人もいるかもしれませんが、私は穏やかなほうが好きです。

一方、虎の門病院の大腸外科チームは癌研と比べて格段に若い人が多く、そのため指導方法も少し変わりました。ほめるだけではなく、時々怒るようになったのです。〝鉄は熱いうちに打て〟という通り、虎の門の若手医師はまだ固まっていない赤い鉄なので、しっかり打たないとよい形にならないのです。

ところが、人に何かを教えるというのは本当に難しくて、あまり強く言い過ぎると人によっては萎縮してしまい、本来のパフォーマンスが発揮できなくなってしまいます。ではどうすればいいか？

私は、怒った後は必ずオチをつけるようにしています。クスッと笑えるような。時にはそれにすら反応がなく、シーンとなってしまうこともありますが、それでも怒りっぱなしにはしないようにしています。やはり萎縮させてしまうと、できることもできなくなってしまいますから、それだけは気をつけています。

「君の手技には怒ってるけど、君自身に怒っているわけやないで、手技を憎んで人を憎まずや！」はよく使うフレーズです。

〝怒る〟という行為は現代だとパワハラ認定されてしまいがちですが、私はそうではないと思います。怒るという行為にはとてもエネルギーが必要です。相手をよくしたいという思いが強くないと怒ることはできないと思います。教えるエネルギーを強く持ちつつ、行動（手術中なら手術手技）に対しては怒るけれども、その行動をしている人自身には怒らない。まさに手技を憎んで人を憎まず、です。

実際には、怒った後はできるだけ具体的な改善方法を提示します。「何でできないんだ！」だけではなく、先に述べたような共通の解剖学的イメージを使い、「そこを進むためにはこう展開しないとダメだよ、そうすると次には何が見えてくるの？　そうでしょう、それを見るためにここを切るんだよ」というように、一歩ずつ一歩ずつ伝えます。もちろん時には強い言い方になってしまうのですが、そこは関西で培った笑いを混ぜ、場を和ませて……と思っているのは私だけかな。

私は若い人に、「手術は（解剖実習で行った）解剖のように進めなさい」とよく言います。実際の手術はがんを治すためなのに、ご遺体で行う解剖のようになんて不謹慎だと思われるかもしれません。でも、がんをきれいに取るために、同時にまた、残すべきもの（臓器・機能）をしっかり残すために重要なのは、解剖に則った手術であることです。

そのためには、手術中に現れてきたものが何かが分かるような剝離操作が必要で、それがまさしく解剖実習中に培ったマインドなのです。またそうすることで、一つの手術経験から多くのことを学べるのです。

ただ単に上手くいった、早く終わったと喜んでいるだけでは手術は上手くなりません。時には時間をかけて、これは何なのだろう、どこにつながっているのだろう、どのような働きをしているのだろう、と解剖することが重要なのです。私は今も、医学生だった頃に行った解剖実習と同じ気持ちで手術をしています。

「手術には実験的要素を加える」

胃がん、大腸がんなどの消化器外科手術を確立し、一九七三年に癌研院長に就任されて一時代を築かれた梶谷環先生は、残念ながら私が癌研に行くずっと前にお亡くなりになられていました。

手術室に飾られているそのお顔しか存じ上げないのですが、癌研在籍時に教えてもらった梶谷先生が語られたという言葉に、私は強く勇気づけられました。

「手術には少しでもいいから必ず実験的な要素を加えること」

一言一句あっているかどうかは分かりませんが、梶谷先生がおっしゃりたかったのは、〝いつもの手術の最中にも、患者さんのお腹の中を外科医がよく見て、よく考えれば、そこには何かいつもと違うひらめきがあるはず。ワンパターンではダメだ〟と私は解釈しました。

手術を上手に行うためには〝定型化〟とか〝標準化〟が重要だ、とよく言われます。どんなときでも、どんな人でも、手術をパターン化すれば安定してできるようになるからです。私も講演などで「手術を定型化することが大事です」などと話すことも多いです。実際、定型化は手術を学ぶうえで重要な第一歩だと思います。

しかし実際の私は、今日はこちらから行ってみようとか、あちらから攻めたらどうなるかなど、いつも違ったコンセプトを胸に秘めて手術をしています。もちろん手術の大まかな手順や助手の視野展開法などは定型化されていますが、剥離する部位や剥離する順番など、おそらく見ている人には分からない程度の違いだと思いますが、自分のなかではコンセプトの違いを意識して手術をしています。

私は車の運転が好きなのでよく手術を運転にたとえるのですが、たとえばある地点から別の地点に行くとします。広い幹線道路を通るのが早いし楽だからという理由で、いつもの道を通っていたら、もしそこが通行止めだった場合、きっと途方に暮れてしまうでしょう。

そうではなくて、「今日は時間の余裕もあるし、少し脇道に入ってみよう」「もしここを曲がったら、どこを通れば目的地に着けるかな」と思って、いつもとは違う道を通ってみる。そういう経験がたくさんあれば、たとえ幹線道路が通行止めでも、その人は苦もなく目的地にたどりつけるはずです。

手術も同じで、いつも同じ剥離層を使って剥離するのではなく、時には〝わざと〟違うところを剥離してみる、あるいは〝わざと〟違う手順で手術を進めてみる。この〝わざと〟こそが、梶谷先生がおっしゃった「実験的要素」なのだと私は思います。

もちろん、大前提として安全に目的地に着く、すなわち安全に手術をやり遂げることは必須です。そのためには定型化すべきところはする必要があるでしょう。〝実験〟で患者さんが迷惑を被るようなことはあってはなりません。

でも安心してください。多くの手術では、〝綱渡り〟のような、少しのずれも許されないというような場面はほとんどありません。それどころか、脇道にそれてみる経験があると、多少のずれを許容できるようになるのです。懐が深くなる、と言ってもいいかもしれません。そしてその余裕があると、本当に綱渡りをしなければならないときには、集中力をぐっと高めて渡ることができるようになるのです。

私は若い人が手術をしているときに、あっ、幹線道路からはずれたなと思うと、「それわざとやってる？」と尋ねます。キョトンとしたらダメ。そこから私の Verbal assistance が始まります。

手術はよく考えて、頭でやるんだよ！　剥離するときは必ず意図を持って！　こうなると私は止まらなくなってしまいます。梶谷先生も同じだったかどうか私には知る由もありませんが、〝実験的要素の大切さ〟は伝えていきたいと思います。

守破離

この言葉は、私がある学会で手術教育セミナーの司会をしたときに、協賛企業の担当の方から教えてもらったものです。守破離とは、千利休が「守り尽くして破るとも離るるとても本を忘るな」と語った言葉がもとになったもの。

何か技を学ぶとき、まずは師匠から教えられた型を「守る」ところから始まります。次にすべきことは、他のやり方を学び、自分に合ったよりよい型を模索して試す、つまり既存の型を「破る」こと。さらにそうした鍛錬を積んでいくと、自分自身とその技の本質が理解できるので、そうなると既存の型にとらわれることなく、型から「離れ」て自在となることができる、という教えです。

手術でいえば、まずは定型化された術式を覚える。それが身に着いたら、次に他の病院や医師の手術を見たり、自分で考えたりしてよいと思ったことを自分の術式に取り入れてみる。それを繰り返していくと、ただ単に手術の方法ではなく、手術の本質を理解することができるので、やり方にとらわれることなく自由に手術ができるようになる、ということだと思います。梶谷先生の言葉を借りれば、実験的要素を入れて「離れる」ことが大切だということです。

でも、それだけではいけません。千利休は最後に一番重要なことを述べています。「本を忘るな」は、守り、破り、離れたとしても根源の精神を見失ってはならないという教え。基本の型を会得しないままに、いきなり個性や独創性を求めるのは、いわゆる「形無し」になってしまいます。「型があるから型破り、型が無ければ形無し」とも言われます。

手術において〝根源の精神〟とは〝解剖〟です。どんな方法でも解剖を見失わなければよいのです。逆に、解剖を理解しないまま我流で手術を進めても、それは「形無し」です。そこに発展はありません。まずは基本術式で解剖を覚えることが重要。そして「守破離」していってほしい。若い人に手術を教えるとき、私はいつもそう思っています。

３Ｄ腹腔鏡と神様のハンダ

こうした手術に対する私の考えは、たくさんの腹腔鏡手術を経験し、学び、教えてきた中から生まれてきたものです。それとともに、手術にとって〝根源の精神〟とも言える解剖に対する理解は徐々に深まっていきました。そんな中、虎の門病院に来てしばらくすると、私の解剖理解をさらに発展させる新しい器械が出現しました。それは３Ｄ腹腔鏡です。

二〇一三年に販売が開始される前の開発段階から関わることができ、その素晴らしさに魅了されました。それまでの腹腔鏡は２Ｄで、見えてくる画像は当たり前ですが平面的なものでした。それでも、開腹手術では見ることが難しかった狭くて暗いところにも光を当てて、拡大した画像を見せてくれました。

開腹手術時代では、一握りの達人にしかできなかった直腸がん手術も、腹腔鏡を用いれば多くの外科医ができるようになっていましたが、やはり2D画像なので、その中で鉗子を扱うことには慣れを必要としました。

最初3D腹腔鏡が出ると聞いたとき、私が真っ先に思いついたメリットは、3D腹腔鏡は2Dで欠如している立体感を補うもの、あくまで操作性を易しくするもの、腹腔鏡に慣れていない人に有用なもの、ということでした。自分には不要なものかな……。

ところが実際に3D腹腔鏡でお腹の中を覗いてみると、「えっ!これ何?」見え方が全然違うではありませんか! まるで本当にお腹の中に入り込んだよう。今まで文字通り平面的だったものが、まるで命を吹き込まれたように活き活きと輝いて見えるのです。

手術をしていくと、剥離しやすいところには、疎性結合織という白いあわあわの組織が存在します。2Dでは〝白いあわあわ〟としか表現できませんでしたが、同じものを3Dで見ると、きらきらとした新雪のような組織として見えるのです。文字通り立体的に剥離を進めて行くと、その奥にまた新雪が現れてきます。むちゃくちゃ気持ちいい! これには本当に驚き、興奮しました。

腹腔鏡手術にとって3Dイメージは、操作がしやすくなるのはその小さな恩恵に過ぎず、もっと大きな意義は、〝リアル解剖〟を見せてくれることだと分かりました。それまで、私の中では平面的にしか捉えられていなかった直腸周囲解剖に一気に奥行きが生まれ、より正確な地図を得た私は、それをもとにさらなる未開拓地へ進むことができました。わずか二センチの未開拓地でしたが、それは大きな進歩でした。

直腸を肛門に向かって剥離していくと、肛門挙筋と直腸との間に立ちふさがる組織で行き止まりになります。特に前方で厚く、二センチ程度。それより奥の肛門側に進むためには、その二センチを通り抜ける必要があります。

直腸の後ろから横の周囲には重要なものが存在していないので剥離は容易なのですが、前方には、特に男性には前立腺から尿道が存在しており、それと直腸との間にある組織（直腸尿道筋と呼ばれることもあります）を剥離することは腹腔鏡を用いてもとても難しく、不可能とさえ思っていました。ところが３Ｄ腹腔鏡を用いて剥離をしていくと、行き止まりに見えた直腸と尿道との間にも通り道が見えてきて、その狭い道をたどっていくことで、遂に通り抜けることができるようになりました。

その距離わずか二センチ足らず。それでも私の中では、マラソンでゴールテープを切った気持ちでした。肛門に到達すると、外肛門括約筋という赤い筋肉が現れます。この筋肉は電気刺激でピクピク動くのですが、直腸前方二センチの未開拓地の奥で、電気メスを通電したときにピクピク動く外肛門括約筋を見たときは感動しました。

やった！前でも通り抜けたぞ！　でも通り抜けてみると何ということはない、前方にあった厚い組織も、後ろから横にあるものと同じでした。それは肛門挙筋と直腸との間をつないでいるもの。私はこれを〝神様のハンダ〟と呼びます。

今の若い人は知らない人が多いのですが、私の世代では子どもの頃にラジオを自作するのが流行っていて、そのときに、基盤と抵抗や発光ダイオードとをつなぐために〝ハンダ付け〟をします。ハンダはスズと鉛の合金で、こうすることで電流が流れるようになります。

説明が長くなりましたが、要は隙間を埋めるものという意味です。神様が人間の体をつくったとき、直腸を肛門挙筋にある隙間を通して外（肛門側）に出す必要がありました。でも、そのままだと肛門挙筋と直腸は連動しないため、神様はその隙間にハンダ付けを行う必要があったのです。

直腸の奥で行き止まりに見えた組織、前方では直腸尿道筋と呼ばれる組織がまさにそれです。〝神様がハンダ付けしたところを、失礼のないようにはずしていく〟などと書くと、ちょっとおかしくなったんじゃない？　大丈夫？　と思われそうですが、でも私はそう思いながら手術をしています。

とにかく、その神様のハンダについて、私は３Ｄ腹腔鏡なしにはたどり着けなかったと思います。３Ｄ腹腔鏡は、私の解剖理解をとても深くしてくれました。その恩恵を感じたのは私だけでなく、若いスタッフも同様で、３Ｄ腹腔鏡を使いたがりました。特に手術を習いたての人にとっては、最初に私が思った立体感のサポートが大きかったのだと思います。今でも取り合いです。

３Ｄ腹腔鏡を開発した会社の人から、その有用性を何とか数字化できないかと頼まれましたが、感覚的なものを数字化するのはすごく難しくて、結局お役に立つことができませんでした。そんなときは、「３Ｄで手術をすると絶対に楽しいんです。映画アバターは2Ｄで観るより３Ｄのほうが断然面白いですよね！」とお答えしていました。

会社の人は苦笑いでしたが……。

精神力の重要さ

ある日の直腸がん手術で、私は忘れられない経験をしました。手術は非常に順調で、おへその小切開創から検体を取り出し、吻合するための準備をしていました。本来なら、切除する腸と残す腸との間には明瞭な色変わりが現れます。これは切除する部位の血流が途絶えている一方、残すところには良好な血流があるため、前者は暗赤色、後者は鮮紅色となるからです。この色変わりが、その日はあまりはっきり見えないのです。かといって、暗赤色になっているわけでもない。

残す予定の腸管を養う血管（辺縁動脈と言います）をみると、しっかり温存されています。血流を温存するためには、大腸の近くを走行する辺縁動脈が重要です。それを切ると、そこで大腸の血流は途絶えます。しかし辺縁動脈はよい位置で処理されていました。「おかしいなあ。でもまあ大丈夫だよね」と言い聞かせて、腹腔鏡を用いた吻合操作に移りました。

器械を用いてつなぎ合わせようと先ほどの腸管を見てみると、やっぱり何となく色がおかしい。腹腔鏡で上にたどって見ていくと、取り出して見ていたところよりさらに上（口側）に、はっきりとした色変わりが見えるではありませんか！

慌てて剥離を追加して、それを取り出して実際に目で確認すると、やはり色変わりが、それも辺縁動脈を処理したところとは無関係な位置に存在していました。目を疑いましたが、これが現実です。本来の位置よりずっと上の方まで腸は死んでしまっていたのです。

意を決して、色の良いところが届くようにするために、再度腹腔鏡で広く剥離を行いました。太った患者さんだったので技術的にも難しく、「なんでこうなったんだろう」との後悔の念から、精神的にも非常に難しい時間でした。それでも何とか届いてつなぐことができたときは、心の底からほっとしたものです。

結論から言うと、患者さんは糖尿病を患っていたので動脈硬化が強く、残した辺縁動脈も動脈硬化のため狭くなっていて、実際の処理部までは血液が来ていなかったというのが原因と思われます。また、ほんのわずかは流れていたので、完全な暗赤色にはならなかったのだと思います。でも、最初の位置で吻合していたら絶対に縫合不全が起こっていたでしょう。縫合不全が起こると大変です。腹膜炎になって再手術。痛い、辛い思いを患者さんに強いることになります。

あのままつながなくてよかった！　頑張ってよかった！

手術中、一、二時間頑張れば、患者さんの術後一、二カ月を救える。逆にそれをしないと大変なことになる。

「何となく色は良いけど色変わりが見えないときには、もっと上に色変わりがある」という貴重な教訓を得ることができました。それとともに、「まあ大丈夫だよね」ではダメ。妥協せずに頑張る、「折れない心」の大切さを学んだ手術でした。

サーフィン——辻堂の神様

癌研に行って四年くらい経った頃だったと思いますが、同僚の先生に誘われて、生まれて初めてサーフィンに行きました。行先は湘南。サーフィンといえばチャラい軟派なイメージでしたが、実際にやってみるとものすごくハードなスポーツでした。

私は小学生の頃から水泳を（まあまあ）本格的にやっていたので、泳ぎは得意で水も怖くはなかったのですが、海の水のパワーはすごくて恐ろしいくらい。パドリングといって手で水をかいてボードを進めるのですが、これも一苦労。頑張って岸から離れたところまでパドリングして、そこで波待ち。

ボードにまたがって座るのですが、これがまた難しくて、すぐにひっくり返ってしまいます。何とか座れるようになると、次は来る波と同じ向き、すなわち陸に向かってパドリングします。上手く波と同じくらいのスピードになるとボードが波に乗るので、そのときにボードで立つ（テイクオフ）、というのが一連の動作です。

書くと簡単ですが、やるととんでもなく難しい。立つなんてとんでもないというのが初回の感想でした。パドリングのせいで腕はパンパン。でも夏の湘南の海は気持ちよくて、それから二回目、三回目と通うようになりました。ただ問題は、やっぱり月に一度程度しか行けないこと。ほとんど上達なくパドリングだけしていました。

四回目に、その日は独りで湘南の辻堂という海に入っていました。その日も波に乗れる気配はなくパドリングだけしていると、いつの間にか近くで、ちょっと怖そうなスキンヘッドのおじさんがこちらをじっと見ていることに気づきました。なんか迷惑かけちゃったかな、怒られるかな、とびくびくしていると、「あんたさあ、そんななんじゃ一生乗れないよ！」と声をかけてくるではありませんか！「もっとボードの前のほうに乗らないと、今のままだと後ろ過ぎて進まないんだよ」。

教えてくれてるんだ、とびっくり。アドバイスに従ってパドリングしてみると、確かに進みかたが違います。「いいじゃない！　そんでもし万が一立てたら、下を見ちゃダメだよ。遠くを見るんだよ」と、さらにアドバイスをくれました。万が一かあ、と思いながらも、ありがとうございます！とお礼を言い、それから頑張ってパドリングしていました。

そこに奇跡が起こります。何度目かで「万が一」が訪れたのです！　ボードが波に押されてスーッと進んだので、慌てて立ち上がると、ひっくり返ることなく立ってしまいました。海の上に立っている！　不思議な気持ちでした。怖いので下を見そうになったとき、さっきの言葉を思い出して遠くを見ると、不思議と体が安定し、しばらく立っていることができました。といっても時間にして数秒だと思いますが、ホントに気持ちのいい数秒でした。

やった！と思いながらパドリングして沖に向かっていくと、さっきのスキンヘッドのおじさんが、ニコッとして親指を立ててくれていました。私は勝手にこのおじさんを「辻堂の神様」と呼んでいます。神様とはその一度しか会えませんでしたが、あのアドバイスがなかったら、私は一生立てないままだったかもしれません。

それ以降も月一度程度の海通いを続け、ボードに立ち上がって進むことはできるようになりました。趣味と呼ぶには恥ずかしい程度のものですが、気持ち良さだけは最高です。最近は腰痛が悪くなって足が遠のいてしまいましたが、たまに海に入るとやっぱり気持ちいいです。目の前で波が形を変えていき、それに自分のボードが（たまたま）合うと、気持ちよく滑っていく。何物にも代えがたい瞬間です。

五十歳前にして始めたサーフィンで学んだことがあります。教本などには「力を抜いてリラックスして」とか書いてあるのですが、そんなの初心者には無理。力を抜きたくても入ってしまうし、リラックスなんてとてもとても。それよりも神様の「遠くを見る」のほうが現実的です。力が入りまくりでも、とにかく遠くを見ると、下を見るより姿勢が安定するのです。リラックスを意識できたのは、ある程度慣れてからでした。

それまでは手術中、若い先生に「もっと肩の力を抜いて」などとアドバイスすることもあったのですが、自分が経験してみるとそれは無理な注文だということがよく分かり、それよりももっと具体的な指示を出すようになりました。加えて、とても寛容になったように思います。

できないものはできないよね。うん、しょうがない、そのうちできるようになるよ、と。思わぬサーフィン効果でした。

East Meets West

二〇一七年に、日本を代表してシアトルで発表したのもよい思い出です。

直腸がんの治療として、先に述べた側方リンパ節郭清は日本では通常治療として行われてきましたが、アメリカはじめ西欧では、直腸がんで側方リンパ節転移が起こっている場合、それはすでに全身にがんが拡がっていることを意味していて、その患者さんを局所の治療である手術で治すことは難しく、全身に効果のある抗がん剤治療を行うしかないという考えが主流でした。

その一方で、西欧では直腸がんに対して、術前にがんのある局所に対して放射線治療を行うことで、がんの再発率を下げられるという考えが進んでいましたが、日本はそれについては遅れをとっていました。

私は国立京都病院、癌研有明病院で、すでに直腸がんに対する術前放射線治療を行っていましたので、虎の門病院でも着任後すぐに取り入れていました。西欧と日本のよいところ取りということになります。

最近では、ようやく西欧と東洋（日本）が歩み寄り（East Meets West）、それぞれのよいところを活かすという考えが一般的になってきていますが、二〇一七年当時のアメリカでは、まだまだ側方リンパ節郭清は一般的でなく、シアトルで行われたアメリカ大腸肛門病学会でもディベートセッションとして取り上げられました。

私は側方リンパ節郭清の有用性について主張する役割。慣れない英語でしたが、癌研時代に確立した腹腔鏡下側方リンパ節郭清のコンセプトを紹介する手術動画に、会場にいる聴衆が見入ってくれている光景を目にして、言葉の壁を超えて理解してもらえたと感じました。そのとき西欧側として相手役をしてくれたのは、ＭＤアンダーソンがんセンターのジョージ・チャン（George Chang）先生。彼はアメリカ大腸外科のトップランナーで、その後日本の学会に招待されることも多く、その際には私も出向いて挨拶を交わすのが楽しみになっています。

大上賞

私のダメなところは、これまで経験してきた知見を形にしてこなかった、つまり論文化しなかったところです。やはり生来の怠け者なのだと思います。あるいは医学生時代に感じた、大学病院の医師についての悪い刷り込みもその一因かもしれません。そこにどうしてもモチベーションが湧かず、この歳に至ってしまいました。それでも学会発表だけは、留学から帰ってきてからの挨拶代わりとして習慣となっていました。

そんな私でしたが、二〇一九年にご褒美をいただきます。日本内視鏡外科学会大上賞。かつて坂井先生も指導を受けた慶応大学の大上正裕先生の名前を冠したこの賞は、内視鏡外科を志す者にとってあこがれの賞です。大上先生は天才で、今の日本の内視鏡外科は、先生の存在なしにはあり得ないといわれています。

ところが、ちょうど私が留学中の二〇〇〇年に他界されて、私はその訃報をミルソム先生から聞きました。そのときの彼の寂しそうな瞳は今も忘れられません。その後、先生の功績を讃えて大上賞が設立され、内視鏡外科の発展に寄与した者として毎年一名が受賞しています。私には全く縁遠いものと思っていましたので、二〇一九年にいただけると知ったとき、それは望外の喜びでした。

日本内視鏡外科学会総会で、理事長の渡邊昌彦先生から賞状と盾をいただいて、そこには坂井先生もおられて笑顔を見せてもらい、本当に幸せな瞬間でした。

通常は翌年の総会で大上賞受賞記念講演を行うのですが、新型コロナウィルス流行のために二〇二一年に延期となり、ハイブリッドとなった総会で記念講演をさせていただきました。

その講演のために準備をしていて思ったことは、「私自身は何も成し遂げていない」ということでした。自分が楽しみながら手術をして、その楽しみを人に伝えることができる。そのような場を与えてもらえたのは、多くの人に助けられてきたからであって、決して自分の力だけではない。医師になってからの多くの出会いが、自分をこの場に立たせてくれている、そのことに本当に感謝しました。

そして講演のタイトルは、「大上賞をいただいて～出会いに感謝～」これは紛れもない私の本心です。

論文も書かない私がこだわってきた二つのことがあります。その一つは、自分が手術をした患者さんの術前の画像診断について、術中の所見を参考に振り返ること。言い換えれば答え合わせです。ＣＴやＭＲＩでこういう所見があるときは、実際はこんな風になっている。これを一例ずつ積み重ねていくことで、最終的にほとんどのパターンを経験し、診断できるようになります。もちろん画像診断については、放射線診断科の先生がプロフェッショナルですが、ことがんの浸潤については、すぐに答えを知ることができる外科医が有利なのです。

いろいろなパターンを知ると、術前の画像を見ることで最適な手術計画を立てることができるようになります。〝経験を積むこと〟と同じではないかと思われるかもしれませんが、ただ漫然と画像や手術所見を見るだけではダメです。画像を見るときには手術をイメージし、手術をしているときには画像をイメージする、その繰り返しのトレーニングが必要です。私の画像診断は教科書から学んだことはごくわずかで、あとはこの〝たたき上げ〟の知識です。

もう一つは、自分が手術中に行ったことと患者さんの術後経過とを結びつけること、これにもこだわってきました。例えば、通常の手術よりも大きく切除した場合、術後の患者さんがどのような経過になるのか、それをよく診ることが重要です。

たくさんの患者さんをよく診ていくうちに、次第に、ここまでは全く問題ない、ここを越えるとさまざまな症状が起こる可能性がある、と分かるようになるのです。そうなると、より余裕を持って手術ができるようになります。

もちろんこれは、「自分が手術で何をしたか」をクリアに理解していないと無意味なのでそこが一番重要ですが、腹腔鏡手術は動画が保存されているので、術後の患者さんの経過が通常とは異なるときは、手術中には分からなかったことが手術動画を見直し、振り返ることで分かることもあります。術後合併症が起こってしまった場合も、「外科医はつらいよ」の項でも書いたように、手術動画を見直して、どこか悪いところはなかったのか、まずはその原因を自分の技術の未熟さに求めないといけません。

大上賞受賞は、これら二つにこだわってきた私へのご褒美だと勝手に思っています。

V　今思うこと

ロボット手術への取り組み――手術の本質は解剖

虎の門で若い人たちに囲まれて過ごす日々は楽しくて、あっという間に過ぎていきます。外科医不足が叫ばれている昨今でも、虎の門病院には多くの外科医志望の学生が集まります。外科レジデントの定員は六名ですが、時には数倍の応募があり、泣く泣く選考試験を行わないといけません。そこで選ばれた人たちは皆優秀で、彼らに手術の楽しさを伝えるのが私の一番の楽しみです。

大腸外科手術のほとんどは腹腔鏡手術ですが、現在は腹腔鏡手術の中にロボット手術も広まってきており、虎の門病院にもロボットが二台あります。私自身も二〇一九年にロボット手術に取り組みました。ロボット手術は手ぶれがなく、鉗子の動きも腹腔鏡に比べて自由度が高く、特に縫合結紮を要する前立腺がんの手術で爆発的に普及しました。大腸外科領域でも、狭い骨盤の中での鉗子操作が難しい直腸がん手術で始まり、今ではそれ以外の大腸がん手術にも用いられています。

では、私自身ロボットを使ってみてどう感じたのか？　一番のメリットは座って手術ができることでした。長時間手術でも、座って術者用のモニターを覗きながら手術をするので体は疲れません。また3D画像であること、鉗子が自由に動かせることがロボットの利点なのですが、すでに3D腹腔鏡を使っていて鉗子の動きにも慣れている私にとっては、あまり違いを感じることはできませんでした。

それ以外に強く感じたのは〝独りで手術をしている〟という感覚でした。患者さんの横に助手が一人必要ですが、腹腔鏡の助手と違ってやれることは限定的です。術者は離れたところに座って、カメラと鉗子三本を使って独りで手術を進めていきます。極端な話、あまり喋らなくても手術を進めていくことができます。そして、おそらくそれをメリットと感じる人も多いのだと思います。

一方、私は腹腔鏡手術を始めて以来、手術中はずっと喋りながらVerbal assistanceで術者、助手、スコピストを動かし、動きを正確に説明できるように解剖コンセプトを共有して、〝力を合わせて手術する〟癖がついていました。ですから、ロボット手術で独り座って淡々と手術を進めるということに違和感を覚えてしまったのです。私が虎の門病院という若くて活きのいい外科医がたくさんいる病院で働いているということも、その理由の一つです。どうせ手術をするなら、みんなでワイワイ楽しくやりたいなあ……と。そうして私はロボット手術から距離を置き、今もっぱら腹腔鏡手術を好んでいます。

もちろん地方に行くと外科医不足が深刻で、そういった病院では少ない人数でできるロボット手術は必須なのだと思います。ロボットは疲れたとは言いませんし、超過勤務手当も必要ありません。そして将来、外科医の数が少なくなってくることが予想されており、いずれは東京などの都会でもそのような事態になってしまうかもしれません。それに備えて、今の若い人がロボット手術を学ぶことは必要なことだと思います。

技術革新による進化

しかしながら、手術の本質は解剖です。解剖実習で学んだように、体の構造を理解しながら剥離を進めることは、開腹手術でも腹腔鏡手術でもロボット手術でも同じです。開腹と腹腔鏡では見る位置の違いから、解剖認識に少し違いがありますが、ロボット手術はあくまで腹腔鏡手術の一つですから解剖については全く同じです。

私は腹腔鏡手術で勉強すれば、ロボット手術はすぐにできるようになると思っています。例えて言うと、腹腔鏡手術は車のマニュアル免許で、ロボット手術はオートマ免許です。マニュアルで免許を取った人はオートマ車を運転するのが簡単なように、腹腔鏡手術をマスターすれば、ロボット手術は簡単にできると思います。

でも運転免許証について言えば、最近の若い人の多くはオートマ免許を取るということなので、いずれは外科手術もそうなる日が来るのかなとは思います。ただし、そのためにはロボット自体も進化する必要があると思います。

私が免許を取ったころのオートマ車は、運転の上手な人がマニュアル車を運転したほうが速いと言われていました。それ以外にも、ABSといって、ブレーキをかけたときにタイヤがロックするのを防ぐ電子制御機能も出だした頃はイマイチでした。

当時、日本人初のF1ドライバーだった中島悟選手は、初めてABSを搭載したスカイラインGTRの試乗で、「これは無いほうがいいね」と話すくらいでした。自分でブレーキ操作したほうが止まりやすい、ということです。なぜそんなことを知っているかというと、私が車好きで、そういうビデオをよく見ていたからです。

F1レーサーを引き合いにだすのは大変おこがましいですが、私がロボットを操作したときに感じたことも、中島選手と同じでした。「ロボットアームではなく、自分の腕でやったほうがいい」。

ところが、ＡＢＳは進化し続けて性能を高め、今やほとんど全ての車についている安全に必須な装置となっています。３速しかなくて変速も下手だったオートマは、Ｆ１レーシングカーに採用され８速で超高速変速となり、人間のマニュアル変速ではもはや太刀打ちできません。これが技術革新です。

技術革新は人間の能力を補ったり高めたりすることができます。まさしく腹腔鏡の出現、さらにその３Ｄ化で私が体験してきたことです。今後の一〇年、二〇年で、ロボット手術にどのような進化が起こるのか本当に楽しみです。

私の個人的な期待は、４Ｋ３Ｄカメラの登場です。技術的にはすでに可能なのですが、臨床応用にはまだハードルが高いと聞いています。現行の３Ｄカメラはハイビジョンなのですが、それが４Ｋになると果たして何がどのように見えてくるのか？　きらきらした新雪が、今度はどのように見えるのか？　今の私の解剖の理解を超えて新たなものが見えてくるかもしれません。

あるいはハイビジョン３Ｄで得られる画像データでも、既に人間の脳は飽和状態で、４

Kになってもあまり変化はないかもしれません。想像するだけで本当にワクワクします。願わくは、4K3Dカメラが使えるようになったときに現役の外科医でいたいものです。また足腰が弱ったときに備えてロボット手術にも再度取り組もうかな、などとも考えていますが、それは老害にならない程度にしておかないといけませんね。

内視鏡外科学会技術認定医制度

先ほど少しだけ触れましたが、二〇〇四年に内視鏡外科手術の安全な普及を目的として、日本内視鏡外科学会が技術認定制度というものを立ち上げました。二〇〇二年の腹腔鏡下前立腺全摘術における医療事故がきっかけとなり、世の中に腹腔鏡手術の信頼性に対する疑問の声が上がり始めた時代において、「内視鏡外科手術を行う医師の技術水準を一定以上に保つことで、安全で効果的な手術を提供するための制度」を、その担い手である日本内視鏡外科学会が立ち上げる必要があったともいえるでしょう。

その制度はきわめてシンプル。未編集の手術動画を審査員が採点して、七十点以上なら合格になります。初回の二〇〇四年には申請者は四百名程度でしたが、その後徐々に増えて、二〇二〇年には千名を超えました。外科医の数が年々減少していることを考えるとこれは特筆すべきことで、この制度が多くの外科医の強い関心を集めていることを表わしています。

合格率はだいたい三十％程度。他の専門医試験などの合格率が九割程度ということを考えると、大変難しい試験ということになります。合格率が低すぎるという声もちらほら耳にします。

私は二〇一五年に大腸領域の審査員班長となり、審査のコンセンサスを形作ることに注力してきました。手術には、同じ術式でも病院ごとに微妙な違いがあります。お作法といってもよいかもしれません。剥離に用いる道具も、電気メスが好きな人もいれば、超音波凝固切開装置が好きな人もいます。そして審査員の中には、自分のお作法に合っていないと減点する人がいました。これは審査される側からすればたまったものではありません。好き嫌いで採点しないでよ、と。

審査するにあたって大切なことは、手術を安全に行っているかどうかです。お作法の中にはそのために重要なものもあります。一方で、どっちでもいいよね、というものもあります。私がやったことは、各審査員に審査基準の最大公約数を認識してもらうことでした。つまり大事なお作法と、どちらでもいいお作法とを認識してもらうこと。そして、どちらでもいいことでは減点しないようにしましょう、自分の好みで採点しないでください、審査のコンセンサスはこうですよと、ミーティングで繰り返し周知しました。おかげで偏った審査はかなり少なくなったと思います。

合格率は低いですが、審査がすごく厳しいというわけではないと思います。一つ一つのステップを着実に進めて行くことができれば合格できるもので、超絶技巧が必要とされるわけではありません。虎の門のレジデントには、「技術認定医はあくまで通過点だからね」といつも言っています。

ただ、実際に不合格になってしまった人の声を聴くと申し訳ない気持ちになります。虎の門病院に見学に来てくれたある先生から、「自分は今まで頑張ってきたのに、不合格にされて、そのことをすべて否定されたような気持になりました」と言われたときは、こんな制度はなくてもいいかもしれないとすら思ってしまいました。しかし、その後で「でも冷静になると、自分の手術に対してたくさんコメントをしてくれて、それがすごく役に立って、おかげさまで翌年には合格できました！」と言ってもらえて、感涙ものでした。

そうです。申請された手術動画は審査員二名で審査するのですが、採点だけではなく、手技に対して細かいコメントがなされ、それが申請者にフィードバックされるのです。コメントをつける作業はなかなか労力を要します。審査員にビデオが届くのはだいたいクリスマスの頃なので、ああ、今年もクリスマス・プレゼントが来たなあと、げんなりします。

そしてこの採点作業は、審査員の完全なボランティア活動なのです。三時間程度の手術動画が十本以上！　私にとってはそれが、正月休みの風物詩になってしまいました。申請者も辛いですが、審査する側も努力しているので、先のような言葉を聴くと本当に嬉しく思います。

二〇二一年には全体の技術審査委員長を拝命し、今に至ります。最近ではロボット手術の普及に対応する形で、ロボット手術の技術認定制度も開始しました。技術認定医取得が、今後も若手外科医にとって魅力あるものであり続けるためにという、日本内視鏡外科学会の思いです。

私が危惧することが一つあります。それは技術認定医取得を〝テスト〟と捉えて、こうすれば合格できる！といった〝ハウツー本〟的な考えが広まっていることです。もちろん、試験に合格するためのコツのようなものはあるかもしれません。ただ先に述べたように、この制度は安全な手術を普及させるのが目的であって、それ以上でも以下でもありません。技術認定審査を試験と考えると、どうしても小手先のことにとらわれてしまいがちになりますが、〔良い点数＝患者さんにとって良い手技、減点される＝患者さんにとって悪い手技〕と純粋に考えて手術をしてもらいたい。応募する先生方に日々そう思って手術をしてもらえれば、この技術認定制度の役割のほとんどはすでに果たされているのではないかと、審査委員長として思う次第です。

大腸がんと診断された方へ

かつて日本で一番多かった胃がんは、ピロリ菌の除菌、胃カメラによる早期発見などでその手術数は減り、現在のところ大腸がんが、消化器がんで最も手術数の多い疾患となっています。

大腸がんは出血しやすいので、最初の症状は血便のことが多いです。健診で便潜血検査を行うのは、肉眼では分からない少量の出血を見つけるためで、もし陽性なら大腸内視鏡検査を行ったほうがよいです（ただし、便潜血陽性でも大腸がんが存在している確率は低く、五％以下といわれています）。

大きくなってくると腸の通りが悪くなり、お腹が張る、排便回数が増えるなどの症状が出現し、最終的には腸閉塞を起こします。こうなるととても苦しいです。

大腸がんは早期発見できれば治る可能性は極めて高く、たとえ進行していても手術で取れれば治るチャンスが高い、いわゆる治しやすいがんです。そして通常は、がんが肝臓や肺に転移（遠隔転移）してしまうと根治するのが難しくなってしまうのですが、大腸がんの場合、たとえ肝転移、肺転移を来たしていても、それを切除できれば根治の可能性が出てきます。そのパーセンテージは大まかにいうと五〇％。決して高くはないですが、十分に期待できる数字です。

さらに手術で切除できなくても、抗がん剤の進歩などで、従来と比較して飛躍的に寿命を延ばせるようになっています。時には抗がん剤でがんが全て消えてしまうという夢のような出来事も、決して奇跡的という頻度ではなく起こっています。

大腸がんと診断された患者さんは皆さんショックを受けると思いますが、〈診断された＝見つけてもらった、見つけてもらった＝治療を開始できる〉というふうに考えてくださ い。一番怖いのは、がんが潜んでいるのに見つかっていない状態なのです。潜んでいるうちに転移を起こしてしまうかもしれません。ですから、もちろんショックだとは思いますが、ピンチはチャンス！と前向きに考えてください。

今述べたように、切除できれば治る可能性は高いですし、たとえ転移をしていても、治るチャンスはあります。手術はがんを含んだ大腸を約一五センチ切除しますが、ほとんどの場合は腹腔鏡手術が可能ですし、直腸がん以外は手術の後、体の変化はほとんどありません。それどころか、腸閉塞で調子が悪かった方なら、術後はとても元気になります。

通常、術後一週間で退院できます。手術前は禁酒・禁煙、適度な運動をして手術に備えましょう。そして術後は頑張って歩きましょう！

直腸がんと肛門温存

大腸がんのなかで直腸がんだけは少し特別です。まず働きが違って、直腸以外の大腸は、水分を吸収しながら便を流していくという働きしかありません。栄養はその前の小腸ですべて吸収されるので、極端なことを言えば、大腸はなくても生きていくことができます。

肛門から一五センチくらいの大腸を直腸と呼ぶのですが、直腸は便を溜めるという働きをする点で特別です。直腸で便は溜められて、それが漏れることがないのは肛門にある括約筋が働いているからです。

括約筋には、内側にある内肛門括約筋と外側の外肛門括約筋の二種類があります。内肛門括約筋は平滑筋といって、意識的に動かすことはできない筋肉でできています。この筋肉があるおかげで、私たちは眠っている間でも便が漏れずにいられるのです。

外肛門括約筋は横紋筋でできていて、この筋肉は意識して動かすことができますし、鍛えることもできます。便が漏れそうになったときに我慢できるのはこの筋肉があるからです。

直腸がんの手術は、かつては他の大腸がんと同じように、がんから約七〜八センチ離して切っていました。すなわち肛門から七〜八センチのところにがんがあれば、肛門ごと切除していたのです。この場合、必然的に永久人工肛門が必要になります。私が医者になった一九八〇年代後半から一九九〇年前半にかけての話です。

ところが、直腸がんの手術標本をよく調べてみると、がん細胞は肛門側へはそれほど拡がっていないことが分かってきました。早期がんであれば二センチ、進行がんでも三センチ離して切れば、十分がんは取り切れるのです。言い換えれば、肛門から三センチ離れていれば肛門を取ることなくがんを切除する、いわゆる肛門温存手術ができるということになります。

しかし話はそれほど簡単ではなく、肛門だけ残しても垂れ流しになってしまっては意味がありません。そうならないためには肛門括約筋を残す必要があります。通常、肛門括約筋は約二～三センチの長さなので、結局、肛門温存手術をするためには、がんは肛門から六センチ程度離れている必要があるということになります。多くの病院で、このような考えで患者さんに説明し、手術をしていると思います。それは正しいことで何も間違ってはいません。

でも、永久人工肛門になることは誰でも躊躇します。もちろん、永久人工肛門はそれほど悪いものではありません。特に足の悪い年配の方であれば、慌ててトイレに駆け込む必要がなくなるので、かえって楽なくらいです。それでも、「残せるなら残したい」と思われる方が多いのも事実です。

私は大腸外科医として患者さんの希望を叶えたい一心で、そこにこだわってやってきました。たどり着いた結論は、「肛門から六センチも離れていなくていい。肛門から外にがんが顔を出していなければ、肛門温存のチャンスはある」です。

直腸がん手術において、〝がんを治す〟という考えと、〝肛門を温存する〟という考えとは二律背反です。どちらかを優先すると他方は損なわれてしまいます。その両方を成り立たせるためには、すなわちがんをしっかり取りながら括約筋も残すためには、両者間で絶妙なバランスをとる必要があります。

もちろん一番の目的は〝がんを治すこと〟で、機能温存・肛門温存は二番手ですが、私はたくさんの経験から、この〝さじ加減〟が分かるようになったと自負しています。そこでは、ニューヨークでミルソム先生に教えてもらった肛門周囲解剖の知識が本当に役立っています。

マウントサイナイ病院は、クローン病という病気を発見したクローン先生がいた病院だったので、たくさんのクローン病患者さんがいました。クローン病患者さんは、しばしば痔瘻という肛門疾患を発症し、おまけにそれがとても難治性です。ミルソム先生はその痔瘻をよく手術で治療していたので、彼の肛門解剖についての知識はとても豊富でした。その手術を見て私は、こんなことができるの?という驚きとともに、こうすればいいのかとそのノウハウを学ぶことができました。

括約筋間切除術は究極の肛門温存手術といわれていますが、この手術では肛門から剥離操作を行う必要があります。その際、ミルソム先生が教えてくれたことが非常に役に立っています。

さらに直腸がんでは、がんを治すということについて、手術をサポートしてくれる心強い味方があります。それは術前化学療法（抗がん剤）と術前放射線療法です。どちらも、手術の前にがんの拡がりを抑え、さらにがんを小さくすることによって、手術のときに切除する範囲を小さくしても、がんが遺残して再発することを防いでくれます。肛門に近いがんでも肛門温存のチャンスが出てくるのです。

肛門に近い直腸がんで進行したものであれば、この術前治療をお勧めします。抗がん剤の進歩は目覚ましく、最近ではこの治療でがんが消えてしまって、手術をせずに経過を診る、Watch & Waitという治療方法も選択肢の中に入りつつあるくらいです。

肛門温存以外にも、直腸がん手術には自律神経温存というテーマがあります。この神経を切除してしまうと排尿ができなくなったり、性機能が損なわれたりするので、これも患者さんにとってはとても重要な問題です。腹腔鏡はこの繊細な神経を残すときに、拡大された明るい視野を提供してくれるという点で、とてもありがたい道具です。私は腹腔鏡手術でなければこの手術はできません。そう考えると、これもミルソム先生に教えてもらったものですね。本当にありがとう、ミルソム先生！

ある日の手術から★外科医の独り言

今日は直腸がんの手術。私は術者なので患者さんの右側に立つ。まずおへそを二センチ程度切って、カメラ（腹腔鏡）をお腹の中に入れるための管（ポート）を入れる。カメラを入れてお腹の中を観察。よし、肝転移、腹膜転移なし。

直腸が存在している骨盤腔がよく見えるように、患者さんを頭低位にして小腸を上のほうに展開。癒着もない。右下ポートを挿入。

直腸がん手術では直腸を切離するとき、真っすぐ切れるように、このポートをできるだけ下に、内側に入れる必要がある。そのときに気をつけなければならないのは下腹壁動脈。この血管を損傷して大出血になったのを見たことがある。傷つけないように注意しながらポートを入れた。

続いて、右上ポート、さらに助手に左上下のポートを入れてもらい手術が始まる。まずは、内側アプローチを開始。助手が上直腸動脈と直腸間膜を持ち上げ、私はその背側の腹膜を電気メスで切開する。この電気メスは先端がヘラ型になっている。ヘラは筒に包まれていて、その筒から洗浄と吸引もできる優れもの。私の心強い相棒だ。

電気メスで切開するときには、左手の鉗子で組織に緊張をかける。カウンタートラクションというこの操作で剥離面には適度な緊張がかかり、スムーズに剥離が進んでいく。ちなみに組織を把持する器具は両開きの腸鉗子。先端の長さが五センチ程度あり、本来は名前の通り腸を持つための鉗子だが、私はほとんど全てのシチュエーションでこの腸鉗子を使う。大好きな道具だ。実はヘラ型電気メスも、両開き腸鉗子も自分で選んだわけではない。ミルソム先生が使っていたもので、ただそれをそのまま使っている。

外科医によっては、場面に応じていろいろな道具を使い分ける人も多い。たとえば自分で新しい器具を考案する人もいる。それはそれで素晴らしいことだとは思う。でも、私はずっとこの同じ道具を使い続けている。それはなぜかというと、私の手術手技がこの道具を使うことを前提として進化してきたものだから。ヘラ型電気メスや両開き腸鉗子をどのように使えば手術が上手くいくかを考えてきたから、と言ってもいいだろう。もし最初に与えられた道具が違っていたら（ミルソム先生が違う道具を使っていたら）、今の私の手術は全く違うものになっていたかもしれない。そのくらい手術手技にとって道具の選択は重要な要素だと思う。

今日の患者さんの腹膜は少し硬めだから、左手の展開を少し強めにして、電気メスをカットモードにして切っていく。すると腹膜の裏側にエアーが入っていくのが見える。腹腔鏡手術は腹腔内に二酸化炭素を注入してお腹を膨らまして行うので、組織の結合が緩いところには、このようにエアー（二酸化炭素）が入る。

腹膜を切開して見えてきた脂肪が、おそらく神経を含む脂肪組織だ。直腸がん手術で大切な自律神経が走っているので、これを温存するように剥離を進めると、向こう側に太い血管が拍動している。左総腸骨動脈だ。

さらに剥離を進めると脂肪に包まれた白い管が現れ、ちょっとつつくとキュンと動いた。左尿管だ。よし、剥離層に問題なし。両手を自由に使いながら尿管の上で腸間膜背側の剥離を進めた後、下腸間膜動脈の処理。今日はリンパ節転移があるので、下腸間膜動脈は根元で切ろう。近くを走る腰内蔵神経を傷めないように気をつけながら（これを損傷すると射精障害が起こってしまう）、血管を剥離してクリップをかけた。

「ナイスクリップ！」カメラを持つ若いレジデントが声を出す。手術中、ほめまくっていた癌研時代から続くお作法。手術室にいるみんなが少し笑う。術中の声出しは雰囲気づくりに重要だ。

動脈を切った後は、S状結腸外側の剥離へ。ここには患者さんそれぞれに、さまざまな癒着がある。この患者さんはまあまあ複雑にくっついている。S状結腸は直腸を切除した後、直腸の代わりをしてくれる大切な腸だ。

丁寧に癒着剥離をすることで、余裕を持って吻合部に届くようになる。電気メスはあまり大きく動かさない。左手で把持したS状結腸を手前に牽引しながら、剥離部位を電気メスの先端に持ってくるように左手を動かす。こうすると安定した安全な剥離ができる。

S状結腸の固定をはずしてブラブラにしたら、いよいよがんのある直腸周りの剥離だ。直腸周囲の剥離は基本A層である。A層を剥離することで、排尿や性機能に重要な働きをしている自律神経を温存することができる。患者さんの術後QOLを左右する大事な神経だ。

しかし、直腸がん手術でもっと大事なのは、がんから十分な距離を確保して剥離すること。切除して問題がない組織なら、できるだけ大きく取ってセーフティマージンをとることが重要だ。機能温存とがんの根治性。この相反する二つのものを同時に成り立たせることに、私はやりがいを見出す。

今日は直腸の左側から剥離しよう。かつては先ず直腸の後ろ側を剥離し、それを両側に広げるというのが直腸周囲剥離の順番だった。私の師匠のミルソム先生も「'Medial to lateral'（内側から側方へ）。'smiling line'（ニコちゃんマークのような弧状を描いた剥離ラインで）」と教えていた。

直腸の後ろ側はスペースが広く剥離しやすいので、ここをきっかけにして左右に剥離を拡げると簡単だったからだ。ところが剥離しやすい一方、剥離できるところが広すぎて逆に迷ってしまうことも多かった。

一方、直腸の斜め前には、精嚢や骨盤神経叢（neurovascular bundle）が近くにあるため、剥離できる幅は狭い。狭い分、分かってしまえば迷いなく剥離ができる。

私は、「今日は前から剥離してみよう」「今度は右側から」「左側からやるとどうなるのかな」といった、小さな〝実験的要素〟を積み重ねていくうちに、癌研に行って二年後くらいには、直腸周囲剥離は後ろからよりも斜め前からのほうが簡単で、正確に剥離できるようになっていた。そう、「'Anterior to lateral'（前方から側方へ）」だ。

今日の腫瘍は前壁にある進行がんだから、ここは後回しにして両側から攻めよう。まずは左側で腹膜を広く切開して、左の精嚢を確認。精嚢は薄い組織に包まれた白子のような臓器。通常はあまり露出しないように剥離するが、今日は露出させて、精嚢を包んでいる組織がセーフティマージンになるように剥離する。このまま外側に剥離していくと、大事な自律神経である骨盤神経叢が切除されてしまうので、どこかで剥離をA層に戻さないといけない。

このときに重要なのが色の情報。神経側は白、切除したい直腸側は脂肪の黄色に分かれていくので、この「白黄色境界」を見つけて剥離を進める。少しでも出血してしまうと、赤くなってきれいな境界が見えなくなってしまうし、鈍的剥離をしすぎると境界が分かりにくくなってしまう。電気メスで鋭的にこの境界をたどる必要がある。ここは直腸がん手術における一つの山場だ。

きれいな白黄色境界がよどみなく広がっていく。よし、左の骨盤神経叢はきれいに温存できた。せっかくだから、もう少し奥に行ってみよう。電気メスの刺激でピクピク動く赤い筋肉が現れた。肛門挙筋だ。もし手術室に見学の先生がいたら、直腸の斜め前方を掘り進めて肛門挙筋が現れるとみんなびっくりする。普通、肛門挙筋は直腸の後ろで最初に見えてくるからだ。これも実験的要素の積み重ねで会得したやり方だ。

もちろん、普通に後ろから見えるように手術を進めればいいのだが、がんの状況によっては、そこを最後にしたほうが安全なことがある。車の運転で言えば、いつも通っている道が工事中で通れないとき、迂回して目的地にたどり着くためには、別の道を知っている必要がある。そしてもしかしたら、その別の道のほうが、目的地に安全に早く着くかもしれないのだ。手術も同じ。いつも通っている道だけで満足してはいけない。この話をしだすと熱が入ってしまう。手術に戻ろう。

現れてきた肛門挙筋は、直腸がん手術におけるゴール地点近くの重要なランドマークだ。これを前方から側方、後方に広げて直腸を持ち上げていく。右側も同じように剥離を行うと、直腸の後ろ側に結合組織が残っている。ここは先に述べたように、どこでも剥離できる組織だ。「後ろ鬣（たてがみ）」と呼んでいる。

今日は後ろにはがんが伸びてきていないので、がんのことは気にせず、気持ちよく電気メスで切っていく。残りは前方、がん周囲の剥離だ。がんに近づかないように細心の注意を払いながら剥離を進めていく。

浸潤しているがんは独特の風貌をしている。いかにも〝悪い〟感じ。まず、がんは正常な組織に比べて硬い。〝弾性硬（だんせいこう）〟は、触診したときにがんの硬さを表現する医学用語。鉗子と電気メスの先で組織の硬さを判断しながら剥離を進める。

がんは見た目も正常の組織と違う。白っぽくて滑らかではない。正常組織にはリズム感ともいえるようなきれいさがあるが、がんの近くではそれが乱れている。その〝乱れ〟を早くから察知することができれば、がんに不必要に近づかずにすむ。ただ、この判断が難しい。乱れを生むのはがんだけではないからだ。

たとえば炎症があるとこの乱れが生じる。その炎症の原因は、術前の放射線治療だったり、抗がん剤だったり、またがん自体も炎症を引き起こす。そのあたりの判断は、結局は〝経験がものをいう〟ということになってしまうかもしれない。いずれにしても、触覚と視覚を駆使しながら剥離を進めて行く。

よし、剥離はがんを越えた。さらに剥離を下に進めて行く。肛門管では、肛門挙筋から直腸をはずすように剥離する。直腸と肛門挙筋との間にあるこの組織は〝神様のハンダ〟だ。神様に赦してもらえるように、直腸を傷つけないように気をつけながら剥離していく。

直腸の前にあるハンダは右手の電気メスでは届かないので、電気メスを左手に持ち替える。左利きでよかったなあと心の中でつぶやきながら、近くを走行する太い静脈に注意しながら剥離を進めていく。ここを一センチ進むだけで二、三〇分かかるが、がんから十分に距離を取るために頑張らないといけない。肛門からの触診で、がんから十分離れたところまで剥離できていることを確認。あとは直腸を切離すればがんは取れる。

最初に気をつけて入れた右下ポートから、ステープラと呼ばれる直腸を切離する道具を入れる。この道具は、三列のホッチキスで直腸を閉鎖しながら切離できる優れもの。直腸を長軸に対して直角に切離することが大切だが、右下ポート位置が正しくて、直腸が十分に剥離されていればそれほど難しくはない。スムーズに切れた。

ブラブラになった直腸を把持。おへそのポート創部を約四センチに延ばして小さな開腹創を作り、そこから直腸を取り出した。がんの位置を触って確認。よし、十分な距離が取れている。口側はがんから一〇センチくらい離れたところで切離する。そのために直腸間膜にある血管を結紮切離しながら剥離していく。きれいな腸管壁を露出し、ここで一呼吸を置く。

一〇秒、二〇秒と待ちながら、切離予定部位の腸管の色に注目。がんがある側は血流が遮断され暗い赤色に、再建に用いる側の腸は豊富な動脈血が入っているため明るい赤色に。この色変わりが確認できなければ、取り出した腸全体の血流が悪いことを意味する。そんなとき、色変わりはもっと上に存在しているのだ。私もかつて二度経験している。もしそうなら、意を決して血流の良いところまで腸を切除しないといけない。そうしないと必ず縫合不全が起こるからだ。

そんなことを考えながら待っていると、うん、大丈夫！綺麗な色変わりが出現した。ここでようやくホッとして、タバコ縫合器という鉗子をかけ腸を切離。その断端にサーキュラーステープルという、丸形のホッチキスが並んだ形の自動縫合器の受けの部分（アンビルと呼ぶ）を装着。アンビル固定のための結紮は、キュッと急いで締めると腸は厚みがあるのでしっかり締まらない。ゆっくり、じわーっと締めていく。

こういった細かい作業のどれか一つでも疎かにすると、縫合不全に直結してしまう。慌てない慌てない。自分に言い聞かせる。傍らでは、スタッフが取り出した標本を開けて、がんの位置を確認してくれた。

「いいマージン（癌と切離部との距離）です！」。

アンビルを装着した腸をお腹の中に戻して再度気腹、吻合操作に移る。肛門側の直腸断端に、腸が余裕を持って届くことを確認。肛門側からホッチキス（自動縫合器）の本体を挿入し、断端近くに槍を出してもらい、そこにアンビルを合体させた。こうしてから、自動縫合器をゆっくり締めていき、最終的にホッチキスを打つ。

硬い器械と柔らかい腸が上手く馴染むように、ここでもゆっくりゆっくり締めていく。慌てると腸が傷ついてしまう。ホッチキスを打つと、カチッと音がする。病院によっては「ファイヤー！」と掛け声をあげるところもあるが、虎の門では「つながりました！」が合言葉。ちょっと恥ずかしいが気持ちを込めて。

吻合が上手くいくと、自動縫合器内にはきれいなドーナッツ型の腸（リング）が取れている。助手がそれを確認し、「バッチリング！（リングはバッチリです、という意味）」と教えてくれた。よし、あとは補強縫合だ。ホッチキスだけでも十分という考えもあるが、私はできる限り吻合部を糸で縫って補強する。深い位置だととても難しいが、できるだけ縫う。この作業で〝魂を込める〟のだ。「一生懸命やりました。神様、あとはよろしく」と言えるように。

実際は、これだけ魂を込めても縫合不全が起こってしまうことはある。でもそのときに「あぁ、もっとこうしておけばよかった」と思いたくないのだ。否、そう思ってきた経験から縫うようになった、というのが正しいかもしれない。

縫合が終わり、ドレーンという管を入れて閉腹し、手術終了。ご家族を手術室に呼んで、取り出した標本を見てもらいながら手術について説明。

「今日の手術は順調に終わりましたが、無事に退院を迎えるまでは、上手くいったかどうか分かりません。今日やれることは一生懸命やりました。後は神様と本人に頑張ってもらいましょう！」

これで手術は終了。自分では余裕を持って手術していたつもりでも、自分で脈を取ってみると、すごく心拍数が高いことに気づく。やっぱり緊張しているのかなあ。外科医は短命っていうからなあ……。

エピローグ　消化器外科医になるということ

私の外科医人生は留学前と留学後に大きく分けることができます。開腹手術時代と腹腔鏡手術時代と言い換えることもできます。そこの変遷についてはすでに述べてきました。ただ、扱う臓器でいうと、ほぼ国立京都病院で過ごした二〇〇五年までの一八年間と、癌研から虎の門の一九年に区切ることができます。

二〇〇五年までは、私は一般消化器外科医として、大腸以外に肝胆膵や胃がんの手術にも携わってきました。疾患も良性悪性問わず、バラエティーに富んでいました。

消化器外科医を志した理由の一つが、「さまざまな臓器を扱うことができるから」でしたので、胃がんの手術ができるようになり、続いて肝切除、膵頭十二指腸切除術とスキルが拡がっていく過程はとても楽しいものでした。ところが癌研以降、私の手術はほぼすべて大腸がんばかりになります。

癌研に行ってすぐのころ、ちょっと心配に思ったことがあります。大腸がんだけやっていたら飽きてしまうのでは？と。ところがそれは杞憂でした。現に今でも、私は興味を持って楽しく大腸がんの手術を行うことができます。それは臓器に限らず、手術の本質を理解する過程に終わりがないからかもしれません。

ただ大腸がんの手術には、それ以外にも理由があるように思います。大腸は小腸に続く臓器でお腹の右下から始まり、上行結腸、横行結腸、下行結腸、S状結腸とお腹の中を時計回りにぐるっと一周して、最後直腸になり肛門につながります。この一周する途中でさまざまな臓器と隣り合います。腎臓、膵臓、胃十二指腸、脾臓、膀胱、前立腺などなど。そして大腸にできたがんをきれいに切除するためには、そういった隣り合う臓器との関係を詳しく知る必要があります。

大腸がんの手術と一口に言っても、多くの術式が存在していて、それぞれ関係してくる臓器が異なります。場合によっては、そういった隣の臓器も一緒に切除しなければならないときもあるので、術式は非常に変化に富むことになります。そして、特に直腸がん手術は、隣り合う臓器が狭いところに密集しているので技術的に難しいのですが、〝狭いところを明るく照らして大きく見せる〟腹腔鏡手術との相性がとてもよく、その難しさを解き明かしていく過程は二〇〇一年以降、ずっと私を魅了し続けています。

外科医になって早くに腹腔鏡手術に出会い、そして大腸外科医になったことで、その組み合わせで得られる発見、その喜びを経験できたことは幸運以外の何物でもありません。私は還暦を過ぎた今でも、手術をしたとき、「まだ上達しているな」と実感することがあります。

こんなにたくさんの手術に関わらせてもらっても、飽きるどころか興味はまだまだ尽きません。私は自信を持って若い人にこう言います。

「まずは一般消化器外科医になろう。もし専門臓器を選ばないといけないのなら、大腸は面白いよ！」

外科医になるためには?

外科医は器用なほうがいいのでしょうか？　ちなみに私は全然器用ではありません。子どものころ、図画工作で形通りに色を塗るなんて課題は本当に苦手でした。どうやって塗っても、絵の具が線からはみ出てしまうのです。運動神経も人並みで、何でもすっとできるということは全くなく、練習してやっとできるようになる普通の子どもでした。

というわけで、手術でも鮮やかな手さばきで超絶技巧を見せるということはできません。そのかわりに、器用でなかったからこそ手術を理屈で考えるようになり、一つ一つ段階を追って着実に進められたように思います。そうすることで、最終的には再現性のある手術、いつやっても確実に、同じようにできる手術にたどりつけたのだと思います。

逆に器用だったら、あるときは上手くいくけれど、ときどきは失敗するという外科医になっていたかもしれません。また、教えるのも下手だったかもしれません。自分がすぐにできるわけではなかったので、教えるときも理屈でそれを伝えることができたのだと思います。

よく若い人に、「手術ってそんなに難しくないよ。お米に字を書く必要なんてないんだから」と言うのですが、本心です。また、若い人が手術を学んでいくと過程を見ていると、本当に人それぞれです。ちょっと言われただけで、すぐにできるようになる人もいれば、なかなかできなくて苦労する人もいます。そのどちらがよいか？　答えは両方、どちらでもいい。

気をつけないといけないのは、すぐにできるようになる人が、必ずしも最終到達点が高いとは言えないということです。なかなかできないなあと思って努力を続けられる人が、結局は高みに到達するのです。私が癌研で教えたレジデントにもそういう人がいました。

彼は優秀で努力家。でもなかなか手術が思うようにできず、帰る方向が一緒だった彼を車に乗せていたときに、「先生、僕はもう外科医を辞めようと思います」などと言い出したこともありました。

「そんなこと言わないでもうちょっと頑張ろうよ。だいぶ上手くなったよ」なんて慰めていたのですが、その彼が、今や癌研大腸外科の第一人者になりました。私はそのときの彼の様子を、今もとても懐かしく思い出します。

もちろん、すぐにできるようになりつつ、努力を続けられればよいのでしょうが、そこは人間。すぐにできてしまうと、なかなか突き詰めて考えられないものです。外科医は、器用であることは長所かもしれませんが、短所にもなり得るということですね。

お箸を使ってご飯が食べられる日本人であれば、誰でも外科医になる素養が十分にあると思います。断言します。外科医は器用である必要はありません！

“Series of Small Successful Steps”と「折れない心」

それでは、外科医にとって一番重要なものは何でしょうか？　ミルソム先生は私たちによくこんな質問をしました。

“What's the most important thing to complete big surgery?”（大きな手術を成し遂げるのに最も大切なことは？）

一年間の留学中だけでも数回は聞いたことがありますから、ミルソム先生にとって大切な言葉だったのだと思います。いつもニコッと笑いながら目を輝かせて私たちに答えてくれたのは、“Series of Small Successful Steps”。日本語で言えば「小さなことからコツコツと」になるでしょうか。でも、英語のほうがかっこいいですね。

〝どんな大きな手術も、一つ一つの小さな手技の積み重ねで成り立っている〟。本当によい言葉です。ちなみにイチロー選手も、「小さなことを積み重ねることが、とんでもないところへ行くただ一つの道」と語っています。道を究めた人が思うところは同じなのでしょう。

特に腹腔鏡手術は開腹手術と比べて拡大されて見える分、一つ一つの操作が小さく、数を重ねる必要がありますから、よりこの言葉の重要性が増します。逆に言うと、一つのsmall stepでも、疎かにすると大きな手術を成し遂げることはできない。最悪の場合、それは患者さんにとって不幸な結果になってしまうかもしれない、ということになります。外科医はsmall stepの大切さを肝に銘じる必要があります。

またSuccessful Stepのためには知識と技術が必要です。それがないと上手く手術はできません。ここでの知識はさまざまです。術前は病気についての知識。どのような手術をするのがいいか？　コンセプトはどうするか？　これらの知識でしっかりと準備をします。そして、手術中はもちろん解剖の知識。正確な解剖を理解して、それに基づいた剥離を行う。そのときには、それを実現するための技術が必要になります。ただし超絶技巧ではなく、先に述べたように着実な再現性のある技術です。

さらに、それをSeriesにするには何が必要か？　それは強い精神力です。私の座右の銘「折れない心」です。どんなに知識や技術があっても、手術中に心が折れてしまうと、知識や技術を正しく使うことができなくなってしまいます。折れない心で、知識と技術を最大限に発揮できるようにしなければいけません。

とはいっても、人間の心が弱いのも事実です。私もそうです。「これくらいでいいかな?」「たぶん大丈夫だろう」という囁きが、手術中に聞こえてくることもあります。でも、〝これくらい〟〝たぶん〟は悪魔の囁き、不幸への入り口です。聞く耳を持ってはいけません。ここで妥協すると、術後に患者さんを苦しめることになるかもしれません。だったら、もう一頑張りしよう。ここで一時間、二時間頑張れば、術後の患者さんの一週間、二週間を救うことになるかもしれないのだから。そう思うことで、私自身、折れそうな心を奮い立たせたことが何度もあります。この「折れない心」は、外科医にとって一番重要なものと言い切ることができます。

ただ手術中、独りだと折れない心を保つのはさらに難しくなります。そんなときどうすればよいか? 独りでは難しくても、みんなで励ましあえば乗り切ることができます。手術室の雰囲気も大事。暗い気持ちで手術をしていいはずがありません。

ミルソム先生は、手術が大変な状況になると決まって鼻歌を唄いました。一緒に働いていると、「ああ、今大変なんだな」と分かるようになりますが、それでもその場にいる人たちの気持ちは明るくなり、苦境を切り抜けられたように思います。

結局のところ、人間は弱いものなので、独りの精神力だけで乗り切るのは難しい。「心に太陽を、唇に歌を」の精神で、皆で明るく乗り切ることが大切なのだと思います。

一期一会

外科医は他人の皮膚を切ったり、内臓を取り出したりしても、罪にならないどころか、感謝すらしてもらえる職業。そのことに自負と責任感を持ち、折れない心で難局に挑みます。

一方で、私の父はメスの限界を悟ったとき、患者さんのいのちに寄り添うこと、そして患者さんにとって意味のある存在であることに、外科医の意義を見出しました。そのどちらも外科医という職業を表わしています。

時代の違いもありますが、私は父が悟ったメスの限界を超えたい、できるだけメスで治したいと思って今までやってきました。諦めてはいけない、と。でも、そう思えば思うほど、限界が訪れたときにくる落胆も大きなものになります。再発の告知。術後合併症。身を切られるほどの辛い思いをしなければならない。それもまた外科医です。

しかし、私が今に至るまで外科医を続けてこられたのは、やっぱり手術の手ごたえ、その魅力からでしょうか。どの一つの手術をとっても、全く同じ手術はありません。

病気の位置や広がり方もさまざまです。また人間の体も人もそれぞれ。どんな人でも、お腹の中を見ると〝ほとんど同じ〟（それはそれで人間を造った神様はすごい）ですが、細かいところを見ると、例えば血管や神経の太さ、位置などにはいろいろなバリエーションがあって、これまた全く同じものはありません。

ですから、同じ手術は二度とない。結局、手術は一期一会なのです。それが、私がずっと手術に魅了されてきた理由なのでしょう。

さらに、そこには手術だけではなく、その手術を受ける患者さんがいます。私にとって一番大切なのは、自分が手術をすることで患者さんの人生に関われること。がんの手術といえば、患者さんにとっては一大事です。その一大事に患者さんと一緒に立ち向かうこと。自分の知識と技術、そして折れない心を持って一緒に立ち向かう。それこそが外科医の矜《きょう》持《じ》なのだと私は思います。

あとがき

私が大学を卒業した頃は、それこそ「白い巨塔」ではないですが、外科医といえば花形の職業でした。手塚治虫の「ブラックジャック」に憧れて外科医を志した人も多かったかもしれません。それから時代を経て、高度成長期からゆとり世代、さとり世代へと移り変わり、現在では外科医数の減少が社会問題になっています。私の職業である消化器外科医も同様で、特にそれは地方都市で顕著です。一方で、美容外科医が人気で「直美（ちょくび）」といって、臨床研修が終わるとすぐに美容外科医になる人が話題になっています。

外科医なんかになったら、仕事続きで趣味を楽しむ暇もない。おまけに、手術をすれば術後合併症で患者さんから訴えられてしまうかもしれない。ハイリスク・ローリターンだ。今の若い人（この言い方は嫌いですが）はそう思っているのかもしれません。うーん、確かにそうだ……ではなぜ私は外科医をずっと続けていて、おまけに今でも楽しいと思っているのだろう？

外科医はスポーツ選手に似ています。陸上選手、水泳選手がタイムを縮めることに喜びを見出すように、手術が上手くいくととても嬉しいです。スポーツ選手がそのためにトレーニングするように、外科医も手術が上達するために努力をします。その過程自体も楽しいものです。スポーツをやったことのある人なら分かっていただけると思います。

それに加えて、外科医には患者さんとの関わりがついてきます。一緒に喜んだり、ありがたいことに感謝してもらえたり。もちろん時には辛い思いをしたり。というか、思い出すのは辛い記憶が多いですが。でも、そういった経験から今の自分が形作られています。そして消化器外科医であれば、それらの多くは、がんの手術という人生のピンチに立ち向かう患者さんと一緒に経験するものです。患者さんの人生にとって、ものすごく重要な役割を担うことになります。もちろん大変ですが、とてもやりがいのある仕事です。

この本で私は、外科医として手術を学ぶことの楽しさ、奥深さ（今でも私は手術が上達しているな、と感じることがあります）を、そして患者さんの人生に関わるということの重さ、そこから得られる喜びをこの本で伝えたかったのだと、今この「あとがき」を書きながら思っています。この本を読んでくれた〝今の若い人たち〟に少しでもそれが伝わり、外科医になりたい、消化器外科医って面白そう！と思う人が出てきてくれたら、これほどうれしいことはありません。

一方で、手術を受けたことのある人、あるいはこれから手術を受ける人、また身内にそういった経験を持つ人たちにも、この本を手に取ってもらえるかもしれません。

一人の消化器外科医としての想いを正直に、ありのままに綴りました。日本の多くの外科医は、とても真摯に患者さんに向き合っています。この本を通じて、少しでも患者さんと外科医の一体感が増してくれたらいいなと願っています。

自分の外科医人生について執筆する。そんな得難い機会をどうしていただけたのか？不思議に思う方もいらっしゃると思いますので、簡単に説明したいと思います。

先ず、ドクターズマガジン（メディカル・プリンシプル社）が私の記事を掲載してくれたこと。自分で言うのも変ですが、とてもよくまとめられた内容で、父の著書「閑かなる死」にも触れつつ、私の半生を綴っていただいたものでした。

そして、それを私の姉が『閑かなる死』を出版していただいた、ゆみる出版の田辺肇さんに送ったこと。姉はとても押しが強く、私が思いもよらないことをします。でも今回ばかりは感謝しないといけません。田辺さんにそれを読んでいただいたおかげで、今回の執筆の話が生まれたのですから。

父が初めて本を執筆した出版社で、私も書かせていただく。そのような幸運は滅多にあることではありません。思えば今の私の年齢は、ちょうど『閑かなる死』を執筆した頃の父と同じです。そんな不思議なご縁を与えていただいた田辺さん（と姉）に厚く御礼申し上げます。

二〇二五年一月

黒柳洋弥

著者略歴

黒柳洋弥（くろやなぎ・ひろや）

1962年 米国シカゴ生まれ
1987年 京都大学医学部卒業
1987年 京都大学医学部附属病院外科入局
1988年—2005年 国立京都病院
2000年—2001年 米国マウントサイナイ病院留学
2005年 公益財団法人がん研究会 有明病院
2010年 国家公務員共済組合連合会 虎の門病院
消化器外科（下部消化管）部長
2019年 同副院長
2019年 日本内視鏡外科学会 第12回大上賞受賞
2021年 日本内視鏡外科学会 技術審査委員長（消化器・一般外科領域）

外科医の矜持《きょうじ》——腹腔鏡手術に魅せられた36年

2025年３月10日 初版第１刷発行

発行者 田辺 肇

発行所 株式会社 ゆみる出版
東京都新宿区新宿1-7-10-504電話03（3352）2313・振替00120-6-37316

モリモト印刷／難波製本

ISBN978-4-946509-60-5